Sofia Mukhtar
Ahsan Abdullah
Swati Dwivedi

NANODENTISTRIA

Sofia Mukhtar
Ahsan Abdullah
Swati Dwivedi

NANODENTISTRIA

PEQUENAS MARAVILHAS, GRANDE IMPACTO

ScienciaScripts

Imprint

Cover image: www.ingimage.com

This book is a translation from the original published under ISBN 978-620-8-22454-7.

Publisher:
Sciencia Scripts
is a trademark of
Dodo Books Indian Ocean Ltd. and OmniScriptum S.R.L publishing group

120 High Road, East Finchley, London, N2 9ED, United Kingdom
Str. Armeneasca 28/1, office 1, Chisinau MD-2012, Republic of Moldova, Europe
Printed at: see last page
ISBN: 978-620-8-31377-7

Conteúdo

INTRODUÇÃO

A maior parte das grandes invenções foram fruto da curiosidade e do espanto humanos. Durante muitos anos, as pessoas em todo o mundo têm vindo a aproveitar a sua vontade através do conhecimento da ciência. A era da nanotecnologia tornou-se a maior invenção no domínio da ciência e da tecnologia.

Nano deriva da palavra grega "Nannos" que significa anão, por definição um nanómetro (10^{9}) ou "um bilionésimo de metro". Trata-se de engenharia à escala molecular. A nanotecnologia ajuda-nos a compreender melhor a estrutura molecular e as propriedades dos materiais[1] . O prefixo nano é definido como uma unidade de medida em que a dimensão caraterística é um bilionésimo de uma unidade.

A nanorrobótica dentária representa a fronteira altamente esperada e exigente da nanodontologia. Através do poder transformador da nanotecnologia, a medicina dentária assistiu a uma evolução profunda, prometendo cuidados de saúde oral extensivos utilizando nanomateriais juntamente com instrumentos e dispositivos clínicos de ponta. Este avanço tecnológico inspira otimismo para uma melhor prestação de cuidados de saúde oral e manutenção contínua, impulsionada por esforços de investigação incansáveis destinados a diagnosticar, tratar e prevenir doenças orais .[2]

A nanotecnologia lida com nanoestruturas, que podem assumir a forma de nano-rugosidades superficiais, nanopits, nanomountains ou nanopartículas. As propriedades à escala nanométrica diferem significativamente das propriedades à escala maior devido ao aumento da área de superfície e ao chamado "efeito quântico", que é o desvio nas propriedades das partículas quando estas são menores do que uma escala de tamanho caraterística, da ordem de algumas a algumas centenas de nanómetros. Abaixo deste tamanho, a natureza particulada da matéria fundamental (moléculas, átomos, iões, electrões) começa a emergir, devido a efeitos de confinamento, especialmente na interação luz-matéria. O efeito quântico é utilizado para maximizar as propriedades desejáveis dos materiais, e a medicina dentária restauradora e a endodontia não ficaram indiferentes a esta tendência .[3]

As nanoestruturas podem ser utilizadas no domínio da medicina para diagnosticar doenças na fase inicial do seu desenvolvimento e, por vezes, podem ser utilizadas para decifrar a informação codificada dos genes responsáveis pela causa da doença. Como as nanopartículas são tão pequenas em tamanho, podem facilmente interagir com biomoléculas presentes na superfície e no interior das células, o que pode revolucionar o campo da medicina no diagnóstico e tratamento. As propriedades dos materiais mudam drasticamente quando a manipulação ocorre ao nível nanométrico dos átomos e, com a invenção do microscópio de alta resolução, torna-se possível identificar os átomos individualmente, o que alarga o âmbito da nanotecnologia na medicina e na medicina dentária. Esta tecnologia pode ser utilizada para identificar doenças a nível celular e molecular.

As nanoestruturas têm um potencial significativo no domínio da medicina para o diagnóstico precoce de doenças e a análise genética de doenças. A sua dimensão diminuta permite uma interação precisa com biomoléculas nas superfícies celulares e no interior das células, revolucionando potencialmente o diagnóstico e o tratamento médicos. A manipulação de materiais à escala nanométrica altera significativamente as suas propriedades, e os avanços na microscopia de alta resolução permitem a identificação individual de átomos, expandindo as aplicações da nanotecnologia na medicina e na medicina dentária. Esta tecnologia oferece a capacidade de detetar doenças a nível celular e molecular, melhorando a precisão do diagnóstico e a eficácia do tratamentoP

HISTÓRIA

A narrativa histórica da nanotecnologia continua a ser um tema de debate, com perspectivas diferentes entre os cientistas. Enquanto alguns afirmam que representa uma nova disciplina científica que surgiu no final da década de 1980 ou no início da década de 1990, outros remontam as suas raízes a 1959. Além disso, há quem sugira que os seres humanos podem ter-se envolvido involuntariamente na nanotecnologia desde a antiguidade, o que é evidente em práticas como a metalurgia, a pintura e a vulcanização da borracha, apesar de não terem consciência formal do conceito .[4]

Richard Feynman

O conceito de nanotecnologia foi elaborado pela primeira vez pelo falecido físico nobre Richard Feynman numa palestra sobre o tema "There's Plenty of Room at the Bottom", numa reunião da American Physical Society no Caltech, em 29 de dezembro de 1959[5] . Feynman explicou como um único átomo ou molécula pode ser manipulado pelas leis da física, o que não nos limita a fazê-lo, mas sim a nossa falta de visão e de métodos. Previu que em breve chegaria uma era em que a matéria poderia ser manipulada a nível atómico e molecular.

Sugeriu que as nanomáquinas, os nanorrobôs e os nanodispositivos poderiam, em última análise, ser utilizados para desenvolver uma vasta gama de instrumentos microscópicos de precisão automática e ferramentas de fabrico, mas foi o cientista japonês Norio Taniguchi, da Universidade de Ciências de Tóquio, que empregou pela primeira vez o termo "nanotecnologia" em 1974. Kevie E. Drexler no seu livro de 1986 intitulado Engines of Creation: The Coming Era of Nanotechnology. Drexler concebeu a construção de máquinas à escala das moléculas, motores com alguns nanómetros de largura, braços robóticos e computadores, muito mais pequenos do que uma célula. Os nanomateriais são os materiais com componentes inferiores a 100nm em pelo menos uma dimensão[6]

História dos nanomateriais

Embora seja verdade que os nanomateriais estão presentes no universo há muito tempo, é um pouco exagerado dizer que a sua história começou imediatamente após o Big Bang. Mais tarde, a natureza desenvolveu muitas outras nanoestruturas, como conchas, esqueletos, etc. As partículas de fumo em nanoescala formaram-se durante a utilização do fogo pelos primeiros seres humanos.

No entanto, a história científica dos nanomateriais começou muito mais tarde. Um dos primeiros relatos científicos é o das partículas de ouro coloidal sintetizadas por Michael Faraday já em 1857. Os catalisadores nanoestruturados também têm sido investigados há mais de 70 anos. No início da década de 1940, as nanopartículas de sílica precipitada e pirogénica estavam a ser fabricadas e vendidas nos EUA e na Alemanha como substitutos do negro de fumo ultrafino para reforço de borracha.

As partículas de sílica amorfa nanométricas encontraram aplicações em grande escala em muitos produtos de consumo quotidiano, desde o creme de café não diário a pneus de automóveis, fibras ópticas e suportes de catalisadores. Nas décadas de 1960 e 1970, foram desenvolvidos nanopós metálicos para fitas de registo magnético. Em 1976, Granqvist e Buhrman publicaram, pela primeira vez, nanocristais produzidos pela agora popular técnica de evaporação de gás inerte. Recentemente, descobriu-se que a tinta azul Maya é um material híbrido nanoestruturado.

A origem da sua coloração e a sua capacidade de resistir aos ácidos e à biocorrosão continuam por esclarecer, embora estejam em curso investigações de amostras genuínas da ilha de Jaina, que mostram que o material é constituído por cristais de palygorskite (argila) em forma de agulha que formam uma super-rede com um período de 1,4 nm, com intercalações de substrato de silicato amorfo contendo inclusões de nanopartículas de metal (Mg). O requintado tom de azul é obtido apenas quando estas nanopartículas e a super-rede coexistem, como demonstrado através da criação de amostras sintéticas.

Atualmente, a engenharia de nanofases está a expandir-se numa gama diversificada de materiais estruturais e funcionais, abrangendo variedades inorgânicas e orgânicas. Esta progressão facilita a manipulação de atributos mecânicos, catalíticos, eléctricos, magnéticos, ópticos e electrónicos. A produção de materiais nanofásicos ou agregados envolve normalmente a criação de pequenos agregados isolados, que são depois fundidos num material semelhante a um volume ou incorporados em materiais líquidos ou sólidos de matriz compacta. Por exemplo, o silício nanofásico, caracterizado por propriedades físicas e electrónicas distintas das do silício convencional, é promissor para melhorar os processos de semicondutores macroscópicos e inovar novos dispositivos. Nomeadamente, quando o vidro comum é infundido com "colóides" semicondutores quantizados, transforma-se num meio ótico de elevado desempenho com potenciais aplicações na computação ótica .[7]

Gerações da nanotecnologia, por Eric Drexler

Primeira geração: Nanoestruturas passivas

Nanoestruturas dispersas e de contacto - Aerossóis, colóides

- Produtos que incorporam nanoestruturas - revestimentos, compósitos reforçados com nanopartículas, polímeros, cerâmicas, metais com nanoestruturas

Segunda geração: Nanoestruturas activas

- Bioactivos, efeitos na saúde - Fármacos dirigidos, dispositivos biológicos
- Físico-química ativa - Amplificadores, actuadores, estruturas adaptativas, transístores 3D

Terceira geração: sistemas de nanosistemas

- Montagem guiada, redes 3D e novas arquitecturas hierárquicas, robótica, evolução

Quarta geração: Nanosistemas moleculares

- Dispositivos moleculares por conceção, conceção atómica, estrutura emergente

CAPÍTULO 1

CLASSIFICAÇÃO DAS NANOPARTÍCULAS

Classificação de acordo com a dimensão[8]

1. **Zero dimensional (0D)** com comprimento, largura e altura fixos num único ponto. Ex. Nano pontos
2. **Unidimensionais (1D)** que possuem apenas um parâmetro. Ex: grafeno
3. **Duas dimensões (2D)** que possuem apenas dois parâmetros, ou seja, comprimento e largura. Por exemplo, nanotubos de carbono
4. **Tridimensional (3D)** que possui os três parâmetros: comprimento, largura e altura. Por exemplo, nanopartículas de ouro.

Classificação de nanomateriais com base em materiais

1. Nanopartículas orgânicas

Os dendrímeros, as micelas, os lipossomas e a ferritina, entre outros, são normalmente designados por nanopartículas ou polímeros orgânicos. Estas nanopartículas são biodegradáveis e não tóxicas, sendo que algumas, como as micelas e os lipossomas, apresentam um núcleo oco (**Figura 1**), também designado por nanocápsula, e demonstram sensibilidade à radiação térmica e electromagnética, como o calor e a luz[9] . Estas caraterísticas distintivas tornam-nas uma excelente escolha para aplicações de administração de medicamentos. A sua eficácia e adequação a várias aplicações são determinadas por factores como a capacidade de transporte de fármacos, a estabilidade e os sistemas de administração, quer através de mecanismos de fármacos aprisionados ou adsorvidos, para além das suas caraterísticas inerentes, como o tamanho, a composição e a morfologia da superfície. No domínio biomédico, as nanopartículas orgânicas são de grande utilidade, em especial nos sistemas de administração de fármacos, devido à sua eficiência e capacidade de serem direcionadas para regiões específicas do corpo, o que se designa por administração orientada de fármacos.

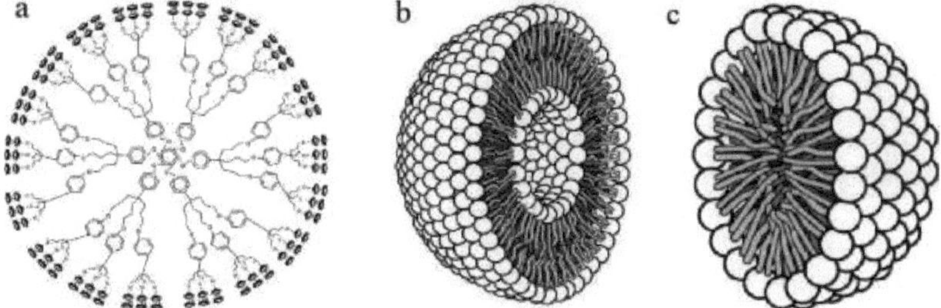

Figura 1. Nanopartículas orgânicas: a - Dendrímeros, b - Lipossomas e c - micelas.

2. Nanopartículas inorgânicas

As nanopartículas inorgânicas consistem em partículas desprovidas de componentes de carbono. Normalmente, as nanopartículas compostas por metais e óxidos metálicos inserem-se nesta categoria.

a) As nanopartículas à base de metal são sintetizadas a partir de metais reduzidos a dimensões nanométricas através de metodologias destrutivas ou construtivas. Praticamente todos os metais podem ser objeto de síntese de nanopartículas[10] . Os metais habitualmente utilizados para este fim incluem o alumínio (Al), o cádmio (Cd), o cobalto (Co), o cobre (Cu), o ouro (Au), o ferro (Fe), o chumbo (Pb), a prata (Ag) e o zinco (Zn). Estas nanopartículas apresentam caraterísticas distintas, incluindo tamanhos que variam entre 10 e 100 nanómetros, atributos de superfície, tais como elevada área de superfície em relação ao volume, tamanho dos poros, carga superficial e densidade de carga, estruturas cristalinas ou amorfas, formas como esferas e cilindros, e propriedades como cor, reatividade e sensibilidade a factores ambientais como o ar, a humidade, o calor e a luz solar.

b) As nanopartículas **à base de óxidos metálicos** são sintetizadas para alterar as propriedades das suas correspondentes contrapartes à base de metal. Por exemplo, as nanopartículas de ferro (Fe) oxidam rapidamente para formar óxido de ferro (Fe_2O_3) na presença de oxigénio à temperatura ambiente, aumentando a sua reatividade em comparação com as nanopartículas de ferro puro. As nanopartículas de óxido metálico são sintetizadas principalmente devido à sua maior reatividade e eficiência[11] . As nanopartículas de óxido metálico habitualmente sintetizadas incluem o óxido de alumínio (Al_2O_3), o óxido de cério (CeO_2), o óxido de ferro (Fe_2O_3), a magnetite (Fe_3O_4), o dióxido de silício (SiO_2), o óxido de titânio (TiO_2) e o óxido de zinco (ZnO). Estas nanopartículas apresentam propriedades excepcionais em comparação com os seus precursores metálicos.

c) **À base de carbono**: as nanopartículas compostas inteiramente por carbono são designadas por[12] . Abrangem vários tipos, como fulerenos, grafeno, nanotubos de carbono (CNT), nanofibras de carbono, negro de carbono e, ocasionalmente, carbono ativado de dimensão nanométrica, como ilustrado na Figura 2.

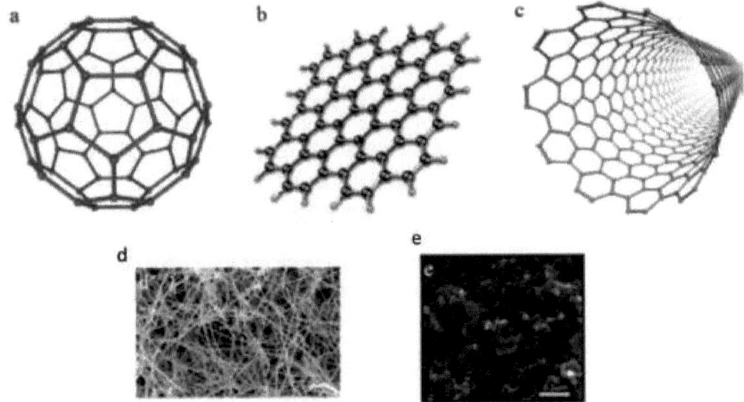

Figura 2 - Nanopartículas à base de carbono: a - fulerenos, b - grafeno, c - nanotubos de carbono, d - nanofibras de carbono e e - negro de fumo

i. **Fulerenos**: Os fulerenos (C60) são moléculas esféricas de carbono compostas por átomos de carbono

ligados entre si através da hibridação sp2. Estas estruturas consistem tipicamente em 28 a 1500 átomos de carbono, formando formas esféricas com diâmetros até 8,2 nm para os fulerenos de camada única e 4 a 36 nm para os de várias camadas.

ii. **Grafeno**: O grafeno representa um alótropo do carbono, com uma estrutura hexagonal de carbono átomos de grafeno dispostos numa superfície plana bidimensional. Geralmente, a espessura de uma folha de grafeno é de cerca de 1 nm.

iii. **Nanotubos de carbono (CNTs):** Os nanotubos de carbono são formados pelo enrolamento de nanofolhas de grafeno, com uma estrutura em favo de mel de átomos de carbono, em cilindros ocos. Apresentam diâmetros tão pequenos como 0,7 nm para os tubos de uma só camada e até 100 nm para os de várias camadas, com comprimentos que variam entre alguns micrómetros e vários milímetros. As extremidades dos CNTs podem ser ocas ou fechadas por meias moléculas de fulereno.

iv. **Nanofibras de carbono**: Semelhantes aos CNT, as nanofibras de carbono são produzidas a partir de nanofolhas de grafeno, mas são enroladas em forma de cone ou taça em vez de tubos cilíndricos regulares.

v. **Negro de fumo**: O negro de fumo é um material de carbono amorfo de forma tipicamente esférica, com diâmetros que variam entre 20 e 70 nm. As partículas apresentam fortes interações, levando à sua agregação em aglomerados de cerca de 500 nm.

Classificação de acordo com a origem

1. Nanomateriais naturais

Materiais produzidos na natureza por espécies biológicas ou através de actividades antropogénicas. A produção de superfícies artificiais com modelos e propriedades exclusivos à micro e à nanoescala para aplicações tecnológicas está facilmente disponível a partir de fontes naturais. A Terra é constituída por nanomateriais formados naturalmente e presentes nas esferas terrestres, como a atmosfera, que inclui toda a troposfera; a hidrosfera, que inclui os oceanos, lagos e rios; a litosfera, que é constituída por rochas, solos ou lava; e a biosfera, que abrange os microrganismos e os seres humanos .[13]

2. Nanomateriais sintéticos (projectados)

Materiais produzidos por trituração mecânica, gases de escape de motores e fumos, ou sintetizados por métodos físicos, químicos, biológicos ou híbridos. O principal desafio entre os nanomateriais artificiais é saber se os conhecimentos existentes são suficientes para prever o seu comportamento ou se apresentam um comportamento distinto relacionado com o ambiente, diferente dos nanomateriais naturais [14]

Caracterização de nanopartículas

A caraterização das nanopartículas baseia-se em factores como o tamanho, a morfologia e a carga superficial, avaliados através de métodos microscópicos sofisticados como a microscopia de força atómica (AFM), a microscopia eletrónica de varrimento (SEM) e a microscopia eletrónica de transmissão (TEM). Parâmetros como a distribuição do tamanho, o diâmetro médio das partículas e a carga influenciam tanto a estabilidade física como a distribuição in vivo das nanopartículas. As técnicas de microscopia eletrónica determinam a morfologia da superfície, o tamanho e a forma geral. Além disso, a carga superficial das nanopartículas afecta propriedades como a estabilidade física, a redispersibilidade das dispersões poliméricas e o seu desempenho in vivo.

As caracterizações de nanopartículas centram-se predominantemente na avaliação da distribuição do tamanho e da morfologia das partículas. Utilizando a microscopia eletrónica, tornou-se possível determinar tanto a morfologia como o tamanho das nanopartículas.

O tamanho mais pequeno das nanopartículas leva a uma maior área de superfície, facilitando a libertação rápida do fármaco. Quando o fármaco carregado é exposto à área de superfície da partícula, desencadeia uma libertação significativa do fármaco. Por outro lado, no interior das nanopartículas, as partículas maiores sofrem uma difusão lenta dos fármacos. Consequentemente, as partículas mais pequenas tendem a agregar-se durante o armazenamento e o transporte da dispersão de nanopartículas. Assim, existe um compromisso entre a maximização da estabilidade e a redução do tamanho das nanopartículas.

CAPÍTULO 2

ESTÃO ACTUALMENTE DISPONÍVEIS VÁRIAS TÉCNICAS PARA DETERMINAR O TAMANHO DAS NANOPARTÍCULAS -

1. ESPECTROSCOPIA DE CORRELAÇÃO DE FOTÕES (PCS) OU DISPERSÃO DINÂMICA DA LUZ (DLS)

A nanodentística representa um campo revolucionário que integra a nanotecnologia com a medicina dentária, com o objetivo de melhorar o diagnóstico, o tratamento e a prevenção de doenças orais. Neste âmbito, a dispersão dinâmica da luz (DLS), também conhecida como espetroscopia de correlação de fotões (PCS), surge como uma ferramenta fundamental para a caraterização de nanopartículas.

A dispersão dinâmica da luz utiliza os princípios da dispersão da luz para analisar o tamanho, a distribuição e a estabilidade das nanopartículas em suspensão. Quando um feixe de laser interage com nanopartículas em solução, a luz é dispersa em diferentes direcções devido ao movimento browniano. Ao medir as flutuações na intensidade da luz dispersa ao longo do tempo, a DLS quantifica o movimento das partículas, a partir do qual é possível determinar a distribuição do tamanho e o diâmetro hidrodinâmico^[5]].

Aplicações em nanodentística

Na nanodentística, a DLS desempenha um papel fundamental na caraterização de várias nanopartículas utilizadas em aplicações de diagnóstico e terapêuticas. Por exemplo, a DLS facilita a avaliação de nanopartículas carregadas com fármacos para a administração de fármacos específicos em doenças orais como a periodontite ou a cárie dentária. Ao avaliar o tamanho e a estabilidade das partículas, a DLS informa a otimização das formulações de nanopartículas para melhorar a eficácia e a biodisponibilidade dos medicamentos.

Além disso, a DLS ajuda a compreender o comportamento das nanopartículas antimicrobianas destinadas a combater os agentes patogénicos orais. Ao analisar a distribuição do tamanho das partículas e a cinética de agregação, os investigadores podem conceber nanopartículas com propriedades antimicrobianas óptimas, minimizando os efeitos adversos nos tecidos orais.

Além disso, a DLS é fundamental para estudar as propriedades físico-químicas dos materiais dentários que contêm nanopartículas, como os compósitos de resina ou os adesivos dentários. Através da análise DLS, a dispersão das nanopartículas nas matrizes dentárias pode ser avaliada, assegurando a uniformidade e melhorando o desempenho e a longevidade do material .[16]

Implicações para os cuidados de saúde oral

A aplicação da DLS na nanodentística tem implicações profundas nos cuidados de saúde oral. Ao fornecer informações sobre o comportamento e as caraterísticas das nanopartículas, a DLS facilita o desenvolvimento de estratégias inovadoras de diagnóstico e terapêuticas adaptadas às necessidades individuais dos pacientes. Por exemplo, o fabrico orientado por DLS de sistemas de administração de medicamentos à escala nanométrica permite a administração precisa e direcionada de agentes terapêuticos aos tecidos orais doentes, minimizando os efeitos secundários sistémicos e melhorando os resultados do tratamento. Além disso, a análise por DLS de nanopartículas antimicrobianas ajuda no desenvolvimento de novas estratégias para combater os agentes patogénicos orais resistentes aos antibióticos, dando assim resposta a uma preocupação premente na medicina dentária contemporânea [17]
.

Além disso, a caraterização baseada em DLS de materiais dentários que incorporam nanopartículas contribui para o avanço de soluções de restauração biomiméticas e bioactivas, promovendo uma maior biocompatibilidade, durabilidade e estética nas restaurações dentárias.

2. MICROSCOPIA ELECTRÓNICA DE VARRIMENTO (SEM)

A nanodentística representa um domínio inovador que utiliza a nanotecnologia para revolucionar os cuidados de saúde oral. A Microscopia Eletrónica de Varrimento (MEV) surge como uma ferramenta crucial neste domínio, permitindo a visualização e análise detalhadas de nanoestruturas relevantes para os materiais dentários, diagnósticos e tratamentos .[18]

A Microscopia Eletrónica de Varrimento funciona com base no princípio de varrimento de um feixe de electrões focalizado através da superfície de uma amostra, gerando imagens de alta resolução através da deteção de electrões secundários emitidos pela amostra. Ao contrário da microscopia ótica convencional, a MEV oferece uma resolução superior, capaz de visualizar nanoestruturas com ampliações que variam entre 10 e 100.000 vezes.

Aplicações em nanodentística

A MEV encontra diversas aplicações na nanodentística, facilitando a caraterização e otimização de nanomateriais utilizados em várias aplicações dentárias. Uma aplicação proeminente é o exame de materiais dentários nanoestruturados, tais como compósitos de resina, adesivos dentários e cerâmicas. A MEV permite aos investigadores avaliar a morfologia, o tamanho e a distribuição das nanopartículas nestes materiais, influenciando as suas propriedades mecânicas, a biocompatibilidade e o desempenho clínico .[9]

Além disso, a MEV desempenha um papel fundamental na avaliação da topografia da superfície e das propriedades dos implantes dentários e biomateriais à nanoescala. Ao visualizar as superfícies nanoestruturadas dos materiais dos implantes, a MEV fornece informações sobre a rugosidade da superfície, a molhabilidade e a osteointegração, cruciais para melhorar as taxas de sucesso dos implantes e a estabilidade a longo prazo .[19]

Além disso, a MEV contribui para a caraterização dos biofilmes orais e do cálculo dentário à nanoescala. Ao examinar a ultra-estrutura das comunidades microbianas nas superfícies dentárias, a MEV ajuda a compreender a etiologia das doenças orais, como a cárie dentária e a periodontite, informando o desenvolvimento de estratégias preventivas e terapêuticas específicas.

Implicações para os cuidados de saúde oral

A aplicação da MEV na nanodentística tem implicações significativas na melhoria dos resultados dos cuidados de saúde oral. Ao permitir a visualização detalhada de nanoestruturas relevantes para materiais dentários e agentes patogénicos orais, a MEV facilita o desenvolvimento de ferramentas de diagnóstico inovadoras, agentes terapêuticos e estratégias preventivas adaptadas às necessidades individuais dos pacientes.

Por exemplo, a otimização guiada por MEV de materiais dentários nanoestruturados melhora as suas propriedades mecânicas, durabilidade e biocompatibilidade, conduzindo a melhores resultados clínicos e à satisfação dos pacientes. Do mesmo modo, a caraterização dos biofilmes orais com base na MEV ajuda a identificar novos alvos para agentes antimicrobianos e terapias adjuvantes, abordando o desafio crescente da resistência aos antibióticos na medicina dentária .[20]

Além disso, a MEV contribui para o avanço da nossa compreensão da engenharia dos tecidos dentários e das terapias regenerativas, visualizando as interações entre os biomateriais e os tecidos hospedeiros à escala nanométrica. Ao elucidar os mecanismos subjacentes à regeneração e reparação dos tecidos, a MEV facilita o desenvolvimento de suportes biomiméticos e factores de crescimento para promover a regeneração dos tecidos dentários e melhorar a saúde oral.

3. MICROSCÓPIO ELECTRÓNICO DE TRANSMISSÃO

A Microscopia Eletrónica de Transmissão (TEM) é uma técnica fundamental na nanodentística, oferecendo uma visão sem paralelo das nanoestruturas pertinentes para os materiais, diagnósticos e tratamentos dentários.

A Microscopia Eletrónica de Transmissão funciona com base no princípio da transmissão de um feixe de electrões focalizado através de uma amostra fina, gerando imagens de alta resolução através da deteção de electrões transmitidos através da amostra. Ao contrário da microscopia eletrónica de varrimento (SEM), que analisa a superfície das amostras, a TEM fornece informações estruturais internas detalhadas à nanoescala, oferecendo resoluções que ultrapassam as capacidades da microscopia ótica .[21]

Aplicações em nanodentística

A MET tem uma vasta gama de aplicações na nanodentística, facilitando a caraterização e otimização de nanomateriais utilizados em várias aplicações dentárias. Uma das principais aplicações é a análise de nanopartículas e nanocompósitos dentários. A MET permite aos investigadores visualizar a morfologia, o tamanho e a distribuição das nanopartículas nos materiais dentários, influenciando as suas propriedades mecânicas, a biocompatibilidade e o desempenho clínico.

Além disso, a MET desempenha um papel crucial no estudo da ultra-estrutura dos tecidos dentários e dos agentes patogénicos orais à nanoescala. Ao visualizar a morfologia intrincada do esmalte dentário, da dentina e do cemento[21] . A MET fornece informações sobre a sua organização hierárquica, composição e propriedades mecânicas, informando o desenvolvimento de materiais biomiméticos para restauração dentária e engenharia de tecidos.

Além disso, a MET contribui para a compreensão das interações entre os materiais dentários e os biofilmes orais à nanoescala. Ao visualizar a adesão, colonização e formação de matrizes de bactérias orais nas superfícies dos dentes e implantes dentários, a MET ajuda a elucidar os mecanismos subjacentes às doenças orais mediadas por biofilmes, como a cárie dentária e a periodontite, informando a conceção de estratégias antimicrobianas e produtos de higiene oral[13]

Implicações para os cuidados de saúde oral

A aplicação da MET na nanodentística tem implicações profundas na melhoria dos resultados dos cuidados de saúde oral. Ao fornecer informações estruturais pormenorizadas à nanoescala, a MET facilita o desenvolvimento de ferramentas de diagnóstico inovadoras, agentes terapêuticos e estratégias preventivas adaptadas às necessidades individuais dos pacientes.

Por exemplo, a otimização guiada por TEM de materiais dentários nanoestruturados melhora as suas propriedades mecânicas, durabilidade e biocompatibilidade, conduzindo a melhores resultados clínicos e à satisfação dos pacientes. Do mesmo modo, a caraterização de biofilmes orais com base em TEM ajuda a identificar novos alvos para agentes antimicrobianos e terapias adjuvantes, abordando o desafio crescente da resistência aos antibióticos na medicina dentária .[22]

Além disso, a MET contribui para melhorar a nossa compreensão da regeneração e reparação dos tecidos dentários, visualizando as interações entre os biomateriais e os tecidos hospedeiros à escala nanométrica. Ao elucidar os mecanismos subjacentes à regeneração dos tecidos, a MET facilita o desenvolvimento de suportes biomiméticos e factores de crescimento para promover a regeneração dos tecidos dentários e melhorar a saúde oral .[23]

4. Microscopia de força atómica

A Microscopia de Força Atómica (AFM) surge como uma técnica de ponta na nanodentística, facilitando a obtenção de imagens precisas e a caraterização de nanoestruturas relevantes para materiais, diagnósticos e tratamentos dentários.

A Microscopia de Força Atómica funciona com base no princípio da passagem de uma ponta de sonda afiada pela superfície de uma amostra, medindo as forças de interação entre a ponta e a amostra. Ao detetar deflexões minúsculas na sonda causadas por estas forças, a AFM gera imagens de alta resolução da topografia da superfície e das propriedades mecânicas à nanoescala, oferecendo conhecimentos que ultrapassam as capacidades da microscopia ótica convencional .[24]

Aplicações em nanodentística

A AFM tem diversas aplicações em nanodentística, permitindo a caraterização e otimização de nanomateriais utilizados em várias aplicações dentárias. Uma das principais aplicações é a análise de nanopartículas e nanocompósitos dentários. A AFM facilita a visualização da morfologia, tamanho e distribuição das nanopartículas nos materiais dentários, influenciando as suas propriedades mecânicas, biocompatibilidade e desempenho clínico.

Além disso, a AFM desempenha um papel fundamental no estudo das propriedades biomecânicas dos tecidos dentários e dos biomateriais orais à nanoescala. Ao mapear a rugosidade, a rigidez e as forças de adesão da superfície, a AFM fornece informações sobre a integridade estrutural e as propriedades funcionais do esmalte dentário, da dentina e das superfícies dos implantes, informando a conceção de materiais biomiméticos para restauração dentária e engenharia de tecidos.

Além disso, a AFM contribui para a compreensão das interações entre os materiais dentários e os biofilmes orais à nanoescala. Ao visualizar a adesão, colonização e formação de matrizes de bactérias orais nas superfícies dos dentes e implantes dentários, a AFM ajuda a elucidar os mecanismos subjacentes às doenças orais mediadas por biofilmes, como a cárie dentária e a periodontite, informando o desenvolvimento de estratégias antimicrobianas e produtos de higiene oral.

Implicações para os cuidados de saúde oral

A aplicação da AFM na nanodentística tem implicações significativas na melhoria dos resultados dos cuidados de saúde oral. Ao fornecer informações estruturais e mecânicas pormenorizadas à nanoescala, a AFM facilita o desenvolvimento de ferramentas de diagnóstico inovadoras, agentes terapêuticos e estratégias preventivas adaptadas às necessidades individuais dos pacientes.

Por exemplo, a otimização guiada por AFM de materiais dentários nanoestruturados melhora as suas propriedades mecânicas, durabilidade e biocompatibilidade, conduzindo a melhores resultados clínicos e à satisfação dos pacientes. Do mesmo modo, a caraterização de biofilmes orais com base em AFM ajuda a identificar novos alvos para agentes antimicrobianos e terapias adjuvantes, abordando o desafio crescente da resistência aos antibióticos na medicina dentária.

Além disso, a AFM contribui para o avanço da nossa compreensão da regeneração e reparação dos tecidos dentários, visualizando as interações entre os biomateriais e os tecidos hospedeiros à escala nanométrica. Ao elucidar os mecanismos subjacentes à regeneração dos tecidos, a AFM facilita o desenvolvimento de suportes biomiméticos e factores de crescimento para promover a regeneração dos tecidos dentários e melhorar a saúde oral.

5. CARGA DE SUPERFÍCIE

A carga superficial, uma propriedade fundamental das nanopartículas, desempenha um papel crucial na nanodentística, influenciando as interações com tecidos biológicos, células e agentes patogénicos. A carga superficial, frequentemente designada por potencial zeta, resulta da presença de grupos ou iões carregados na superfície das nanopartículas. Determina as interações electrostáticas entre as nanopartículas e o seu meio envolvente, afectando a agregação, a estabilidade e a absorção celular. As nanopartículas podem possuir cargas superficiais positivas, negativas ou neutras, dependendo da sua composição, da funcionalização da superfície e das condições ambientais .[25]

Aplicações em nanodentística

A carga superficial desempenha um papel fundamental em várias aplicações na nanodentística, influenciando o comportamento e o desempenho das nanopartículas em estratégias de diagnóstico, terapêuticas e preventivas.

Uma das principais aplicações é em sistemas de administração de medicamentos direcionados para o tratamento de doenças orais, como a cárie dentária e a periodontite. Ao conferir uma carga de superfície específica às nanopartículas, os investigadores podem aumentar a sua afinidade para os tecidos doentes ou biofilmes microbianos, permitindo uma administração precisa e eficiente dos fármacos, minimizando simultaneamente os efeitos fora do alvo nos tecidos saudáveis.

Além disso, a modulação da carga superficial das nanopartículas pode influenciar as suas interações com agentes patogénicos orais, tais como bactérias e fungos. As nanopartículas com carga positiva podem ligar-se electroestaticamente a superfícies celulares microbianas com carga negativa, rompendo a integridade da membrana e aumentando a eficácia antimicrobiana. Por outro lado, as nanopartículas com carga negativa podem repelir os agentes patogénicos, impedindo a adesão e a formação de biofilme nas superfícies dos dentes e nos implantes dentários.

Além disso, a engenharia da carga superficial facilita o desenvolvimento de materiais dentários bioactivos com propriedades antibacterianas e de remineralização melhoradas. Ao modificar a carga superficial das nanopartículas incorporadas em compósitos ou revestimentos dentários, os investigadores podem adaptar as suas interações com os tecidos e agentes patogénicos orais, promovendo a saúde oral a longo prazo e prevenindo a recorrência de doenças.

Implicações para os cuidados de saúde oral

A manipulação estratégica da carga superficial na nanodentística tem implicações significativas para melhorar os resultados dos cuidados de saúde oral. Ao aproveitar as propriedades electrostáticas das nanopartículas, os clínicos e investigadores podem conceber ferramentas de diagnóstico inovadoras, agentes terapêuticos e estratégias preventivas adaptadas às necessidades individuais dos pacientes.

Por exemplo, a formulação de nanopartículas antimicrobianas orientada para a carga superficial permite a erradicação orientada de biofilmes patogénicos, preservando simultaneamente o microbiota oral indígena, minimizando o risco de disbiose e de resistência aos antibióticos.

Além disso, a modulação da carga superficial dos materiais dentários aumenta a sua biocompatibilidade, bioatividade e durabilidade, conduzindo a um melhor desempenho clínico e à satisfação dos pacientes. Ao otimizar as interações electrostáticas entre as nanopartículas e os tecidos orais, os investigadores podem desenvolver materiais biomiméticos com maior potencial regenerativo e menor resposta inflamatória, promovendo a reparação e regeneração dos tecidos orais doentes ou danificados.

6. HIDROFOBICIDADE DA SUPERFÍCIE

A hidrofobicidade da superfície, uma propriedade fundamental das nanopartículas, desempenha um papel crucial na nanodentística, influenciando as interações com os tecidos orais, os agentes patogénicos e os biomateriais

A hidrofobicidade da superfície refere-se à tendência da superfície de um material para repelir as moléculas de água, resultando numa baixa energia de superfície. As nanopartículas com superfícies hidrofóbicas apresentam uma afinidade reduzida pela água, conduzindo a fenómenos como a auto-montagem, a adsorção de proteínas e a absorção celular. A hidrofobicidade da superfície é influenciada por factores como a composição das nanopartículas, a funcionalização da superfície e as condições ambientais .[26]

Aplicações em nanodentística

A hidrofobicidade da superfície desempenha um papel fundamental na influência do comportamento e desempenho das nanopartículas em estratégias de diagnóstico, terapêuticas e preventivas.

Uma das principais aplicações é o desenvolvimento de materiais dentários bioactivos com maior aderência e durabilidade. Ao conferir propriedades hidrofóbicas a nanopartículas incorporadas em compósitos ou adesivos dentários, os investigadores podem melhorar a sua resistência à humidificação e a força de ligação às superfícies dentárias, conduzindo a restaurações mais duradouras e a um menor risco de fugas marginais e cáries secundárias.

Além disso, a modulação da hidrofobicidade da superfície das nanopartículas pode influenciar as suas interações com agentes patogénicos orais, tais como bactérias e fungos. As nanopartículas hidrofóbicas podem apresentar uma maior afinidade para as membranas celulares microbianas, facilitando a rutura das membranas e o aumento da atividade antimicrobiana.

Além disso, as nanopartículas hidrofóbicas podem adsorver-se às matrizes de biofilme, desestabilizando a sua estrutura e promovendo a remoção do biofilme durante os procedimentos de higiene oral.

Além disso, a engenharia da hidrofobicidade da superfície permite o desenvolvimento de sistemas de administração de fármacos orientados para o tratamento de doenças orais, como a periodontite e o cancro oral. As nanopartículas hidrofóbicas podem ser funcionalizadas com ligandos de direcionamento para fornecer seletivamente agentes terapêuticos a tecidos doentes ou células tumorais, aumentando a eficácia do tratamento e minimizando os efeitos secundários sistémicos.

Implicações para os cuidados de saúde oral

A manipulação estratégica da hidrofobicidade da superfície na nanodentística tem implicações significativas para melhorar os resultados dos cuidados de saúde oral. Ao aproveitar as propriedades hidrofóbicas das nanopartículas, os clínicos e investigadores podem conceber ferramentas de diagnóstico inovadoras, agentes terapêuticos e estratégias preventivas adaptadas às necessidades individuais dos pacientes.

Por exemplo, as nanopartículas hidrofóbicas podem ser utilizadas como transportadores de fármacos hidrofóbicos ou de moléculas bioactivas, permitindo uma libertação controlada e uma retenção

prolongada nos tecidos orais. Além disso, as nanopartículas hidrofóbicas podem servir de plataforma para a modificação da superfície com agentes antimicrobianos ou péptidos bioactivos, aumentando a sua eficácia no combate às infecções orais e promovendo a regeneração dos tecidos.
Além disso, a modulação da hidrofobicidade da superfície dos materiais dentários aumenta a sua resistência à acumulação de placa bacteriana e à colonização bacteriana, conduzindo a uma melhor higiene oral e a um menor risco de doenças orais. Ao otimizar o equilíbrio hidrofóbico-hidrofílico das superfícies dentárias, os investigadores podem desenvolver materiais biomiméticos que imitam as propriedades de auto-limpeza do esmalte natural, promovendo a saúde oral a longo prazo e prevenindo a recorrência de doenças.

7. LIBERTAÇÃO DE MEDICAMENTOS

Os sistemas de libertação de fármacos representam uma pedra angular da nanodentística, oferecendo um controlo preciso da libertação de agentes terapêuticos para o tratamento e a prevenção de doenças orais.
Os sistemas de libertação de fármacos em nanodentística utilizam nanopartículas como transportadores de agentes terapêuticos, permitindo uma libertação direcionada, uma libertação sustentada e uma biodisponibilidade melhorada. Estes sistemas exploram vários mecanismos, incluindo a difusão, a degradação e a libertação sensível a estímulos, para controlar a cinética de libertação dos fármacos na cavidade oral. As nanopartículas podem ser concebidas para responder a sinais fisiológicos ou a estímulos externos, como o pH, a temperatura ou a luz, permitindo o controlo espácio-temporal da libertação de fármacos.

Aplicações em nanodentística

Os sistemas de libertação de fármacos encontram diversas aplicações na nanodentística, facilitando o tratamento e a prevenção de várias doenças orais, incluindo a cárie dentária, a periodontite e o cancro oral.
Uma das principais aplicações é o desenvolvimento de sistemas de administração de medicamentos direcionados para a terapia periodontal. As nanopartículas carregadas com agentes antimicrobianos ou fármacos anti-inflamatórios podem ser concebidas para se acumularem seletivamente nas bolsas periodontais, permitindo uma libertação sustentada e uma exposição prolongada a agentes patogénicos ou mediadores inflamatórios, minimizando os efeitos secundários sistémicos.
Além disso, os sistemas de libertação de fármacos desempenham um papel fundamental nas terapias de remineralização para tratar a cárie dentária e a erosão do esmalte. As nanopartículas que contêm iões bioactivos, como o cálcio, o fosfato e o flúor, podem ser administradas nas superfícies dentárias desmineralizadas, promovendo a remineralização do esmalte e prevenindo a progressão das cáries.
Além disso, os sistemas de libertação de fármacos permitem a administração de agentes quimioterapêuticos para o tratamento do cancro oral. As nanopartículas funcionalizadas com ligandos podem acumular-se seletivamente nos tecidos tumorais, libertando fármacos citotóxicos e poupando os tecidos orais saudáveis à toxicidade sistémica. Implicações para os cuidados de saúde oral
A utilização estratégica de sistemas de libertação de fármacos em nanodentística tem implicações significativas na melhoria dos resultados dos cuidados de saúde oral. Ao permitir a administração direcionada e controlada de agentes terapêuticos, estes sistemas oferecem várias vantagens, incluindo uma maior eficácia, efeitos secundários reduzidos e uma melhor adesão dos pacientes. Por exemplo, os sistemas de libertação de fármacos permitem o desenvolvimento de regimes de tratamento personalizados, adaptados às necessidades individuais do doente e à gravidade da doença. Ao otimizar a cinética de libertação e a dosagem dos agentes terapêuticos, os médicos podem obter resultados terapêuticos óptimos, minimizando o risco de reacções adversas ou de resistência aos medicamentos.
Além disso, os sistemas de libertação de fármacos facilitam o desenvolvimento de novas estratégias preventivas para manter a saúde oral e evitar a recorrência de doenças. Ao fornecer agentes bioactivos diretamente para locais-alvo na cavidade oral, estes sistemas podem atenuar os factores de risco associados às doenças orais, como a colonização microbiana, a inflamação e a desmineralização.
Além disso, os sistemas de libertação de fármacos contribuem para o avanço da medicina dentária de

precisão, permitindo a monitorização em tempo real e a modulação das respostas terapêuticas. Ao incorporar sensores ou agentes de imagiologia nas formulações de nanopartículas, os investigadores podem acompanhar a cinética de libertação de fármacos e as respostas dos tecidos, optimizando os protocolos de tratamento e prevendo os resultados dos pacientes.

CAPÍTULO 3

PREPARAÇÃO DE NANOPARTÍCULAS

A escolha da técnica adequada para preparar nanopartículas depende das propriedades físico-químicas do polímero e do fármaco que se pretende encapsular. As nanopartículas podem ser sintetizadas a partir de uma gama diversificada de materiais, incluindo proteínas, polissacáridos e polímeros sintéticos. A decisão sobre os materiais da matriz depende de vários factores, incluindo[27] -

- A resposta antigénica provocada pelo produto final.
- Compatibilidade com sistemas biológicos e toxicidade.
- Grau de biodegradabilidade.
- Perfil desejado de libertação do fármaco
- Propriedades intrínsecas do medicamento (solubilidade e estabilidade em meio aquoso)
- Tamanho necessário das nanopartículas
- Atributos da superfície (carga e permeabilidade)

As nanopartículas são geralmente preparadas por três métodos:

- Dispersão de polímeros pré-existentes
- Utilização de gelificação iónica ou coacervação com polímeros hidrofílicos
- Iniciar a polimerização a partir de monómeros

No entanto, foram documentadas na literatura técnicas alternativas para o fabrico de nanopartículas, como a tecnologia de fluidos supercríticos[28] e a replicação de partículas em modelos não húmidos[29] . Este último método tem sido aclamado pela sua regulação precisa do tamanho, forma e composição das partículas, servindo potencialmente de paradigma para a futura produção de nanopartículas em grande escala em ambientes industriais. Dispersão de polímeros pré-formados: Este método envolve a criação de nanopartículas biodegradáveis através da dispersão de polímeros biodegradáveis como o poli(D,L-glicolido), o poli(ácido lático) (PLA), o poli(cianoacrilato) (PCA) e o poli(D,L-lactido-co-glicolido) (PLGA) .[30]

A dispersão de polímeros pré-formados para preparar as nanopartículas pode ser utilizada de várias formas:

1. Método de evaporação do solvente

O método de evaporação do solvente destaca-se como uma das técnicas mais utilizadas para a preparação de nanopartículas. Envolve duas etapas principais: primeiro, a emulsificação da solução de polímero numa fase aquosa, seguida da evaporação do solvente do polímero, induzindo a precipitação do polímero como nanoesferas. Esta abordagem baseia-se na solubilidade do polímero e do fármaco hidrofóbico, uma vez que são dissolvidos conjuntamente num solvente orgânico, como o diclorometano, o clorofórmio ou o acetato de etilo. Este solvente serve também como meio para dissolver a mistura obtida a partir da solução de polímero e fármaco. Subsequentemente, esta mistura é emulsionada numa solução aquosa contendo um tensioativo ou agente emulsionante para formar uma emulsão óleo em água (o/w).

Após a formação de uma emulsão estável, o solvente orgânico é removido através de agitação contínua ou por redução da pressão. A distribuição do tamanho das nanopartículas é influenciada por vários factores, tais como as concentrações e os tipos de estabilizadores, a concentração de polímeros e a velocidade de homogeneização[31] . A ultra-sons ou a homogeneização a alta velocidade são frequentemente utilizadas para obter partículas de menor dimensão[32] . As nanopartículas são então colhidas por ultracentrifugação, lavadas com água destilada para eliminar qualquer estabilizador residual ou fármaco livre, e liofilizadas para armazenamento.

Uma variante deste método, conhecida como evaporação do solvente com emulsificação a alta pressão, envolve a criação de uma emulsão seguida de homogeneização a alta pressão e subsequente agitação para eliminar o solvente orgânico[33] . O tamanho das partículas pode ser controlado através do ajuste de parâmetros como a velocidade de agitação, o tipo e a quantidade de agente dispersante, a viscosidade das fases orgânica e aquosa e a temperatura. No entanto, esta abordagem é normalmente adequada para fármacos lipofílicos, e a escalabilidade pode ser um desafio. Os polímeros normalmente utilizados neste método incluem PLGA, PLA, ftalato de acetato de celulose, EC, poli(P-hidroxibutirato) (PHB) e poli(P-caprolactona) (PCL) .[35]

2. Emulsificação espontânea ou método de difusão de solventes

Este método é uma adaptação da técnica de evaporação de solventes[36] , em que um solvente miscível com a água, juntamente com uma pequena quantidade de um solvente orgânico (que é imiscível com a água), é empregue como fase oleosa. Como os solventes se difundem espontaneamente entre as duas fases, surge uma turbulência interfacial, que pode levar à formação de partículas mais pequenas. O aumento da concentração do solvente miscível com a água pode resultar na produção de partículas mais pequenas. Este método é aplicável tanto a fármacos hidrofóbicos como a fármacos hidrofílicos. No caso de fármacos hidrofílicos, devem ser geradas emulsões múltiplas de água-em-óleo-em-água (w/o/w), com o fármaco dissolvido na fase aquosa interna .[26]

3. Método de dupla emulsão e evaporação

Muitos métodos baseados na emulsão e na evaporação deparam-se com desafios no que respeita ao aprisionamento eficaz de fármacos hidrofílicos. Para resolver esta limitação, é frequentemente utilizada a técnica de dupla emulsão. Esta técnica implica a adição de soluções aquosas de fármacos a uma solução de polímero orgânico sob agitação vigorosa para formar emulsões água-em-óleo (w/o). Subsequentemente, esta emulsão w/o é introduzida numa segunda fase aquosa, sob agitação contínua, para gerar uma emulsão água-em-óleo-em-água (w/o/w). A emulsão resultante é submetida à remoção do solvente por evaporação e as nanopartículas podem ser separadas por centrifugação a alta velocidade. É crucial lavar cuidadosamente as nanopartículas formadas antes da liofilização.

Vários factores influenciam a caraterização das nanopartículas neste método, incluindo a quantidade de fármaco hidrofílico a incorporar, a concentração do estabilizador utilizado, a concentração do polímero e o volume da fase aquosa .[37]

4. Método de salga

O método envolve a separação de um solvente miscível em água de uma solução aquosa através de um efeito de salga[38] . Inicialmente, o polímero e o fármaco são dissolvidos num solvente, que é depois emulsionado num gel aquoso que contém um agente de salga e um estabilizador coloidal. Foram utilizados vários agentes de salga (tais como electrólitos como o cloreto de magnésio e o cloreto de cálcio, ou não electrólitos como a sacarose) e estabilizadores coloidais (tais como a polivinilpirrolidona ou a hidroxietilcelulose). Isto resulta na formação de uma emulsão óleo em água, que é subsequentemente diluída com um volume suficiente de água ou solução aquosa para facilitar a difusão do solvente na fase aquosa, induzindo assim a formação de nanosferas. Neste processo, podem ser ajustados parâmetros como a velocidade de agitação, o rácio fase interna/externa, a concentração de polímero na fase orgânica, o tipo e a concentração de eletrólito e o tipo de estabilizador na fase aquosa.

O método de salting-out foi utilizado para a preparação de etilcelulose e PLA, bem como de nanoesferas de ácidos poli(metacrílicos). Demonstra uma elevada eficiência e pode ser facilmente ampliado .[38]

Vantagens

- Não requer um aumento de temperatura, pelo que pode ser útil quando é necessário processar substâncias sensíveis ao calor[39] .

Desvantagens

- Aplicação limitada a fármacos lipofílicos e às extensas etapas de lavagem das nanopartículas

5. Emulsões-Método de difusão

Este método é outra abordagem amplamente adoptada para a preparação de nanopartículas. O polímero encapsulante é dissolvido num solvente parcialmente miscível com água (como o carbonato de propileno ou o álcool benzílico) e saturado com água para estabelecer um equilíbrio termodinâmico inicial entre os dois líquidos. Subsequentemente, a fase contendo o polímero e o solvente saturado com água é emulsionada numa solução aquosa contendo um estabilizador. Isto resulta na difusão do solvente para a fase externa e na formação de nanoesferas ou nanocápsulas, dependendo do rácio óleo/polímero. Finalmente, o solvente é removido por evaporação ou filtração, dependendo do seu ponto de ebulição.

Esta técnica oferece várias vantagens, incluindo elevadas eficiências de encapsulamento (normalmente cerca de 70%), ausência de necessidade de homogeneização, elevada reprodutibilidade de lote para lote, facilidade de escalonamento, simplicidade e distribuição estreita do tamanho.

Desvantagem

As desvantagens incluem os volumes substanciais de água que necessitam de ser eliminados da suspensão e a potencial fuga de fármacos solúveis em água para a fase externa aquosa saturada durante a emulsificação, o que leva a uma diminuição da eficiência do encapsulamento. Foram produzidas várias nanopartículas carregadas com fármacos utilizando esta técnica, tais como nanopartículas de PLGA carregadas com mesotetra (hidroxifenil) porfirina (p-THPP), nanopartículas de PLGA carregadas com doxorrubicina e nanopartículas de glicolato de sódio carregadas com ciclosporina (cy-A-) .[40]

6. Método de deslocamento de solvente/precipitação

Nesta abordagem, um polímero pré-formado é precipitado numa solução orgânica, e o solvente orgânico difunde-se para o meio aquoso. Esta difusão pode ocorrer com ou sem a presença de um tensioativo. Para dissolver os polímeros, os fármacos e/ou os tensioactivos lipofílicos, são utilizados solventes semipolares e miscíveis com a água, como a acetona ou o etanol. Uma vez atingida a dissolução completa, a solução é vertida ou injectada numa solução aquosa contendo um estabilizador sob agitação magnética. As nanopartículas são rapidamente formadas através da rápida difusão do solvente.

Posteriormente, o solvente é removido das suspensões sob pressão reduzida. O tamanho das partículas depende do grau de adição da fase orgânica à fase aquosa. Observou-se que ocorre uma diminuição do tamanho das partículas e do aprisionamento do fármaco à medida que a taxa de mistura das duas fases aumenta[41] . Este método é particularmente adequado para fármacos pouco solúveis .[28]

A otimização de vários parâmetros durante a preparação pode controlar eficazmente o tamanho, a libertação do fármaco e o rendimento das nanoesferas. Foi demonstrado que o ajuste dos parâmetros de preparação regula eficazmente o tamanho das nanoesferas, a libertação do fármaco e o rendimento. Por exemplo, a regulação da concentração de polímero na fase orgânica revelou-se benéfica para a produção de nanoesferas de menor dimensão. No entanto, a gama de tamanhos está limitada a uma gama mínima determinada pelo rácio polímero/fármaco.

7. Método de coacervação ou de gelificação iónica

A investigação recente sobre polímeros biodegradáveis, como a gelatina e o alginato de sódio, tem-se orientado para a produção de nanopartículas biodegradáveis com caraterísticas como a biocompatibilidade e a baixa toxicidade. Técnicas como a gelificação iónica podem ser utilizadas para fabricar nanopartículas à base de polímeros hidrofílicos. Calvo e colegas desenvolveram um método para preparar nanopartículas à base de quitosano utilizando a abordagem de gelificação iónica[42] . Neste método, são preparadas duas fases aquosas distintas: uma contendo o polímero (quitosano ou um co-polímero di-bloco como o óxido de etileno ou o óxido de propileno, PEO-PPO) e a outra contendo o poliânion tripolifosfato de sódio. Esta técnica baseia-se na forte interação eletrostática entre o grupo amino carregado positivamente do quitosano e o tripolifosfato carregado negativamente para formar coacervados com dimensões à escala nanométrica. A presença de interações electrostáticas robustas entre as duas fases aquosas facilita a formação de coacervados. Em contrapartida, a gelificação iónica envolve a transição do material de um estado líquido para um estado de gel devido a condições específicas de interação iónica à temperatura ambiente .[16]

8. Método de polimerização

Esta técnica envolve a polimerização de monómeros numa solução aquosa para produzir nanopartículas. Durante a polimerização, os fármacos podem ser incorporados em duas fases diferentes: dissolvendo-os no meio de polimerização ou adsorvendo-os nas nanopartículas após a polimerização estar concluída[43] . A suspensão de nanopartículas pode ser purificada por ultracentrifugação para remover vários estabilizadores e tensioactivos utilizados durante a polimerização. Subsequentemente, as partículas são ressuspensas num meio isotónico, sem tensioactivos. Este método é normalmente utilizado para a produção de nanopartículas de poli (alquilcianoacrilato) ou de polibutilcianoacrilato. Optimizando a concentração de tensioactivos e estabilizadores, é possível obter o tamanho desejado das nanocápsulas .[18]

9. Produção de nanopartículas utilizando a tecnologia de fluido supercrítico

Os métodos convencionais acima referidos, como a extração-evaporação de solventes, a difusão de solventes e a separação de fases orgânicas, requerem a utilização de solventes orgânicos, que apresentam riscos tanto para o ambiente como para os sistemas fisiológicos.

Por conseguinte, existe uma necessidade urgente de tecnologia que evite a utilização de solventes orgânicos ou quaisquer outros ingredientes perigosos para a saúde. A tecnologia de fluidos supercríticos surgiu como uma alternativa para a preparação de micro e nanopartículas biodegradáveis devido à segurança ambiental dos fluidos supercríticos. No entanto, esta técnica requer equipamento especialmente concebido para o efeito e é relativamente dispendiosa. Os fluidos supercríticos são aqueles que, a temperaturas acima do seu ponto crítico, permanecem numa única fase independentemente da pressão[44] . Entre eles, o CO2 (SC CO2) é amplamente utilizado devido às suas condições críticas moderadas, não inflamabilidade, baixo custo e não toxicidade.

Entre as várias técnicas de processamento que envolvem fluidos supercríticos, o anti-solvente supercrítico (SAS) e a expansão rápida da solução crítica (RESS) são as mais comuns. No processo SAS, um solvente líquido como o metanol, escolhido pela sua completa miscibilidade com o SC CO2, é utilizado para dissolver o soluto nas condições do processo. Uma vez que o soluto é insolúvel em SC CO2, a extração do solvente líquido com SC CO2 conduz à precipitação instantânea do soluto, resultando na formação de nanopartículas. Este processo foi utilizado para a formação de nanopartículas hidrofílicas de fosfato de dexametasona para fins de microencapsulação.

No processo RESS, o soluto é dissolvido num fluido supercrítico, como o metanol supercrítico, e depois a solução é rapidamente expandida através de um pequeno bocal para uma região de menor pressão[45] . Esta diminuição acentuada do poder solvente dos fluidos supercríticos provoca a precipitação do soluto. A RESS e as suas versões modificadas têm sido utilizadas para produzir nanopartículas poliméricas .[46]

PROPRIEDADES DOS NANOMATERIAIS

Propriedades mecânicas das nanopartículas

As nanopartículas, entidades minúsculas com pelo menos uma dimensão inferior a 100 nm, tornaram-se objeto de intensa investigação científica. Estas partículas apresentam frequentemente propriedades distintas dependentes da dimensão, atribuídas principalmente à sua área de superfície relativamente extensa. Além disso, à medida que as partículas diminuem para a nanoescala, com dimensões que se aproximam ou ultrapassam o comprimento de onda de Broglie dos portadores de carga (como electrões e buracos) ou o comprimento de onda da luz, as condições de fronteira periódicas das partículas cristalinas podem ser perturbadas ou a densidade atómica na superfície amorfa das partículas pode ser alterada[47] . Consequentemente, as nanopartículas apresentam uma multiplicidade de propriedades físicas divergentes das dos materiais a granel, conduzindo a uma gama diversificada de novas aplicações.

Por exemplo, as nanopartículas encapsuladas ou adsorvidas em materiais matriciais têm sido utilizadas como transportadores de moléculas de fármacos. Além disso, a estabilidade, o comportamento de auto-montagem e as interações interpartículas de nanopartículas em interfaces fluidas têm uma relevância significativa em numerosas aplicações de colóides. Além disso, as propriedades ópticas únicas resultantes da excitação plasmónica superficial em nanopartículas metálicas têm utilidade em biomedicina, energia e tecnologias de proteção ambiental. As nanopartículas magnéticas podem adquirir caraterísticas superparamagnéticas, respondendo rapidamente a campos magnéticos externos com remanência mínima, facilitando assim aplicações como a imagiologia biomédica e a tecnologia de armazenamento de informação. Além disso, as nanopartículas desempenham papéis cruciais na catalisação de reacções electroquímicas e na melhoria da transferência de electrões, o que as torna inestimáveis no desenvolvimento de sistemas inovadores de deteção eletroquímica.

Em comparação com as micropartículas e os materiais a granel, as nanopartículas apresentam propriedades mecânicas distintas, oferecendo melhores opções para a modificação da superfície em vários dispositivos para reforçar a resistência mecânica ou aperfeiçoar a qualidade do fabrico/nanomanufaturação. Por exemplo, as nanopartículas podem influenciar as propriedades tribológicas

propriedades dos lubrificantes e reforçar os revestimentos compostos. Nos contactos lubrificados, a dureza relativa entre as nanopartículas e a superfície de contacto determina se as partículas se deformam ou recuam a superfície sob pressão de contacto suficiente. As nanopartículas são normalmente utilizadas como abrasivos no nanopolimento de superfícies ultra-lisas através do polimento químico-mecânico (CMP), uma ferramenta de planarização altamente eficaz no fabrico de circuitos integrados (IC) .[48]

A obtenção de um controlo preciso das propriedades mecânicas das partículas e das suas interações com as superfícies polidas é crucial para melhorar a qualidade da superfície e a eficiência da remoção de material. As aplicações bem sucedidas nestes domínios requerem normalmente uma compreensão abrangente dos fundamentos das propriedades mecânicas das nanopartículas, incluindo a dureza, o módulo de elasticidade, a adesão interfacial, o atrito e os efeitos dependentes do tamanho. Para obter mais informações, foram concebidos vários métodos de ensaio, como a nanoindentação com microscopia de força atómica (AFM) e a compressão in situ utilizando um suporte de sonda de força, observada através de microscopia eletrónica de transmissão (TEM)[49-50] . No entanto, os resultados existentes permanecem incompletos e alguns são objeto de controvérsia. Por exemplo, a medida em que o módulo de elasticidade das nanopartículas, medido por AFM, é influenciado pelo tamanho das partículas e pela profundidade da indentação permanece incerta. Além disso, a mecânica do contacto, em particular os comportamentos mecânicos e de fricção associados às nanopartículas, ainda não foi totalmente elucidada.

Forças de Interação e Teorias Básicas Relevantes para a Mecânica Propriedades das nanopartículas

À medida que diminuímos de tamanho, surgem vários problemas interessantes."-Feynman[[51]]. O desafio inicial gira em torno das variadas forças de interação entre as próprias nanopartículas, ou entre as nanopartículas e as superfícies.

1. Forças de Van der Waals (vdW)

As forças de Van der Waals (VdW) representam as interações fracas que ocorrem entre todas as moléculas e partículas, exercendo uma influência significativa nas propriedades mecânicas das partículas. Estas forças englobam três componentes: a força de orientação (designada por força de Keesom)[52] , resultante das interações entre os momentos de dipolo permanente das moléculas polares; a força de indução (designada por força de Debye)[53] , resultante das interações entre o momento de dipolo permanente de uma molécula polar e o momento de dipolo induzido; e a força de dispersão (designada por força de London)[54] , presente num vasto conjunto de moléculas polares e não polares, resultante da polarização instantânea induzida do dipolo.

As energias de Van der Waals variam normalmente entre vários e dezenas de milhares de joules por mole, representando uma ou duas ordens de grandeza inferiores às energias das ligações químicas. Estas forças apresentam caraterísticas de longo alcance e podem ser eficazes numa gama de distâncias considerável, desde distâncias superiores a 10 nm até distâncias à escala atómica (aproximadamente 0,2 nm)[55] . Existem métodos estabelecidos para calcular as forças ou energias de interação VdW entre pequenas moléculas ou grandes corpos macroscópicos .[56]

As forças VdW entre objectos de qualquer forma podem ser aproximadas utilizando a aproximação de Derjaguin, transformando-as nas forças entre dois planos por unidade de área. Além disso, tirando partido da teoria da eletrodinâmica quântica, Lifshitz derivou expressões para calcular as constantes de Hamaker, que são fundamentais para resolver problemas que envolvem meios[57] . Normalmente, as constantes de Hamaker para interações num meio são uma ordem de grandeza inferior às de um vácuo .[55]

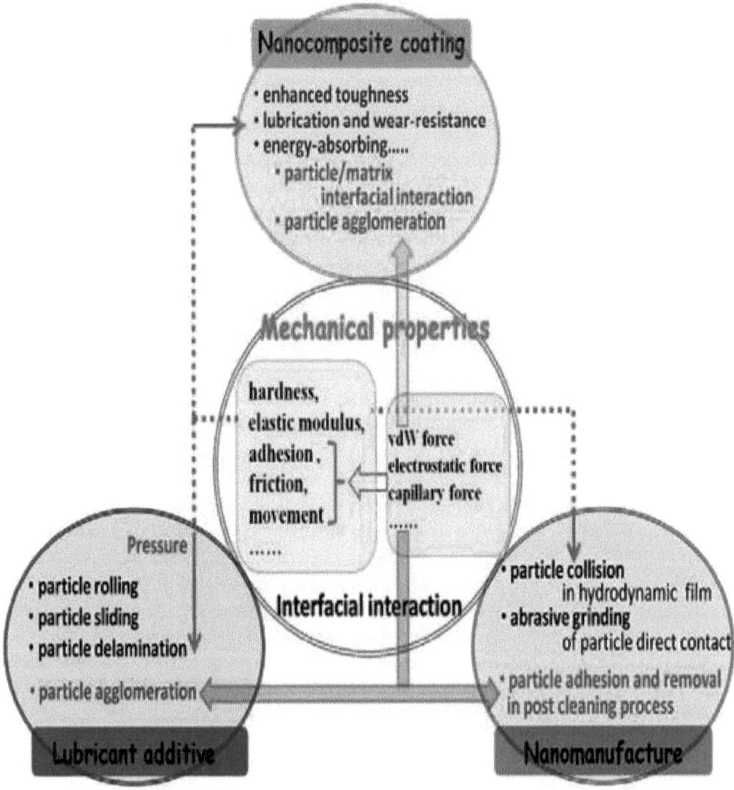

Figura 3 - Diagrama esquemático do quadro

2. força eletrostática e força de dupla camada eléctrica (EDL)

As partículas suspensas na água ou em qualquer líquido com uma constante dieléctrica elevada ficam normalmente carregadas, o que impede a sua coalescência devido à força eletrostática repulsiva. O carregamento de uma superfície num líquido resulta de três mecanismos principais :[55]

(1) a ionização ou dissociação de grupos de superfície;

(2) a adsorção ou ligação de iões da solução a superfícies inicialmente não carregadas; e

(3) a migração de cargas através de superfícies dissimilares muito próximas.

Estas cargas superficiais são contrariadas por uma camada de iões de carga oposta na solução, formando o que é conhecido como a Dupla Camada Eléctrica (EDL). O conceito de EDL foi inicialmente proposto por Helmholtz (1853), que estabeleceu a distribuição de cargas na solução com base no modelo do condensador molecular .[58]

Na prática, o movimento térmico dos iões dentro da solução introduz um nível de desordem, fazendo com que os iões se dispersem à volta da superfície carregada, formando uma dupla camada difusa. Consequentemente, a análise do ambiente eletrónico próximo da superfície torna-se mais complexa, necessitando de exames mais detalhados[59] . Gouy[60] , Chapman[61] , e Stern[62] propuseram modelos mais refinados para o estudo das interfaces entre a superfície e o eletrólito, fazendo avançar significativamente as teorias EDL.

Tanto Gouy[60] como Chapman[61] conceberam independentemente teorias para uma dupla camada difusa, em que a alteração da concentração de iões contrários perto de uma superfície carregada obedece à distribuição de Boltzmann. Embora a teoria de Gouy-Chapman ofereça uma maior aproximação aos sistemas reais do que a teoria de Helmholtz, as suas aplicações quantitativas são limitadas, uma vez que assume que os iões se comportam como cargas pontuais sem um limite físico para a sua proximidade da superfície. Stern[62] modificou a dupla camada difusa de Gouy-Chapman tendo em conta o tamanho finito dos iões, estabelecendo que estes não podem aproximar-se da superfície a menos de alguns nanómetros. Nesta modificação, a primeira camada de iões está situada a uma distância da superfície, denominada camada de Stern[62] . A difusão térmica dentro desta camada é insuficiente para superar as forças electrostáticas. Na camada difusiva exterior, os iões estão suficientemente afastados da superfície sólida para sofrerem forças electrostáticas fracas, permitindo a mobilidade.

Forma-se uma dupla camada para neutralizar a superfície carregada, induzindo um potencial eletrocinético entre a superfície e qualquer ponto do líquido em suspensão. Esta diferença de potencial, designada por potencial de superfície, varia tipicamente na ordem dos milivolts e é influenciada pela carga da superfície e pela espessura da dupla camada. O potencial diminui linearmente dentro da camada de Stern e exponencialmente através da camada difusa, atingindo zero no limite imaginário da camada dupla. Esta curva de potencial ajuda a estimar a força das forças eléctricas entre as partículas e a distância crítica a que estas forças se tornam significativas.

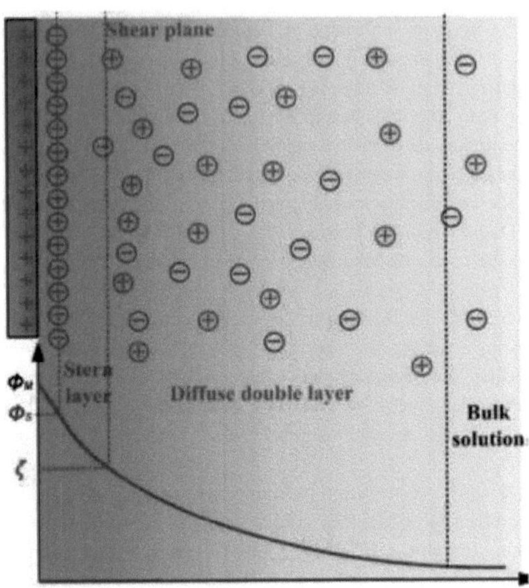

Figura 4: Modelo esquemático da EDL

A mobilidade de uma partícula carregada está relacionada com a constante dieléctrica e a viscosidade do líquido em suspensão, bem como com o potencial zeta, que é um potencial na fronteira entre a partícula em movimento e o líquido. A fronteira é designada por plano de deslizamento e é normalmente definida como o ponto onde a camada de Stern e a camada difusa se encontram[63,64] . O modelo EDL comum é apresentado na Figura 4 . A energia de interação EDL e a força entre os corpos de diferentes geometrias podem ser referidas em .[65]

3. Força capilar

A principal causa da força capilar é a formação de meniscos líquidos, também conhecida como força de menisco, uma realização atribuída a Haines[66] e Fisher[67] . A força capilar pode ser classificada em dois tipos: força capilar normal e força capilar lateral[68] . Butt e Kappl[69] forneceram uma extensa revisão da força capilar normal, enquanto Denkov et al.[45] e Kralchevsky e Nagayama[46] deram contributos significativos para o estudo da estrutura das nanopartículas coloidais devido à força capilar lateral. As forças capilares desempenham um papel crucial nos estudos sobre pós, solos, materiais granulares[72-75] , adesão de partículas, adesão de superfícies, aderência em sistemas micro/nanoelectromecânicos[76] , montagem de nanopartículas e tecnologia de automontagem .[77,78]

A força capilar normal resulta da pressão de Laplace no interior do menisco curvo formado pela condensação de líquidos ou pontes de vapor entre duas superfícies sólidas aderentes[68,69] . Pode ser atractiva ou repulsiva, dependendo se a ponte capilar é côncava ou convexa. A equação de Young-Laplace e a equação de Kelvin são fundamentais para a compreensão das forças capilares. A equação de Young-Laplace relaciona a curvatura da interface líquida com a diferença de pressão, enquanto a equação de Kelvin descreve a condensação capilar, que está na base de muitos fenómenos de adesão. A condensação capilar ocorre quando o vapor se condensa em capilares ou poros finos, mesmo a pressões de vapor inferiores à pressão de vapor de saturação. A equação de Kelvin correlaciona a pressão de vapor atual com a curvatura da superfície do líquido condensado[71] . A força capilar normal resulta de duas acções: a diferença de pressão através da interface curva e a força de tensão superficial exercida em torno do anel do menisco. Butt e Kappl[69] forneceram derivações e expressões padrão para forças capilares entre diferentes geometrias.

As forças capilares laterais têm origem em perturbações na forma da superfície de um líquido devido à presença de partículas aderentes. A maior deformação interfacial causada pelas partículas leva a uma maior interação capilar entre elas. A revisão[71] de Kralchevsky e Nagayama englobou teorias e expressões de forças capilares laterais para partículas ligadas a interfaces, filmes líquidos e biomembranas. As forças capilares laterais controlam eficazmente a formação de microestruturas finas a partir de pequenas partículas coloidais e macromoléculas proteicas confinadas em filmes líquidos.

4. Outras forças - forças de solvatação, estruturais e de hidratação

Para além das forças de van der Waals (vdW) e das forças de dupla camada eléctrica (EDL), outras forças, como as forças de solvatação, estruturais ou de hidratação, tornam-se significativas quando duas superfícies ou partículas se encontram muito próximas (separação inferior a alguns nanómetros) num meio líquido. Estas forças podem apresentar um comportamento monotonicamente repulsivo, monotonicamente atrativo ou oscilatório, ultrapassando frequentemente as forças vdW ou EDL a pequenas distâncias[79]. As forças de solvatação, estruturais ou de hidratação surgem entre partículas ou superfícies quando as moléculas de solvente ou de água se organizam em resposta às superfícies.

O surgimento da ordenação leva ao aparecimento de uma força oscilatória que decai exponencialmente com uma periodicidade equivalente ao tamanho das moléculas líquidas confinadas, micelas ou nanopartículas. As forças de solvatação são influenciadas tanto pelas propriedades do meio líquido como pelas propriedades físico-químicas da superfície, incluindo a hidrofilicidade, a rugosidade, o estado cristalino, a homogeneidade, a rigidez e a micro-textura da superfície. Estes factores influenciam a estrutura dos líquidos confinados entre as superfícies, afectando assim as forças de solvatação .[55]

A força de hidratação, uma poderosa força repulsiva de curto alcance, surge entre superfícies polares separadas por uma fina camada de líquido polar (espessura <3 nm). A intensidade da força diminui exponencialmente com a espessura da camada líquida. Uma interpretação comum da força de hidratação postula que as moléculas de solvente se ligam fortemente e se reestruturam em torno de superfícies polares. Forma-se uma camada de solvente ordenada na interface superfície-solução, decaindo exponencialmente para longe da superfície[80]. A sobreposição destas camadas de solvente ordenadas perto de superfícies que se aproximam mutuamente gera uma força. A força de hidratação desempenha um papel crucial em vários sistemas, incluindo a estabilidade da dispersão coloidal, o inchaço das argilas e as interações das membranas biológicas.

5. Teoria DLVO

A teoria DLVO (Derjaguin-Landau-Verwey-Overbeek), introduzida por Derjaguin e Landauin[81]] 1941 e desenvolvida por Verwey e Overbeek[82] em 1948, fornece um quadro para a compreensão da estabilidade das dispersões coloidais. Esta teoria integra os efeitos da atração de van der Waals (vdW) e da repulsão eletrostática, permitindo explicações quantitativas de vários fenómenos da ciência coloidal[83-87]. Elucida processos como a adsorção de nanopartículas, a agregação em sistemas aquosos e as interações entre superfícies carregadas mediadas por um meio líquido.

Em sistemas com superfícies altamente carregadas e um eletrólito diluído (comprimento de Debye longo), a teoria DLVO prevê uma forte repulsão de longo alcance caracterizada por uma barreira de energia elevada. No entanto, à medida que as cargas da superfície diminuem ou a concentração do eletrólito aumenta, surge um mínimo secundário na curva de energia potencial. Este mínimo secundário, apesar da sua fraca barreira de energia, pode levar à floculação reversível de partículas coloidais, resultando numa agregação lenta de partículas para superfícies com baixa densidade de carga[59]. Abaixo de uma determinada carga superficial ou acima de uma concentração crítica de coagulação do eletrólito, a barreira de energia cai abaixo do eixo zero, levando a uma rápida coagulação das partículas e à instabilidade do sistema.

Embora a teoria DLVO sirva como um quadro fundamental para a compreensão da estabilidade coloidal e seja apoiada por uma quantidade significativa de provas experimentais, fica aquém na descrição das propriedades coloidais no estado agregado. As interações de curto alcance dominam neste estado, e as propriedades específicas dos iões devem ser consideradas em vez de os tratar como partículas pontuais. Muitos desvios entre as forças medidas experimentalmente e as previstas pela teoria DLVO resultam da presença de uma camada de Stern ou de forças não DLVO, como a correlação de iões, a solvatação, as forças hidrofóbicas e estéricas .[88-90]

6. Teorias de contacto, adesão e deformação de nanopartículas

Nas teorias de contacto tradicionais que regem as interações entre dois objectos sob forças externas, como o caso mais simples de duas esferas elásticas proposto por Hertz em 1882[91], as forças de superfície não eram consideradas. Estes modelos assumem que o deslocamento e a área de contacto são nulos na ausência de forças externas. No entanto, à nanoescala, as forças de superfície tornam-se factores significativos que influenciam os comportamentos de adesão, contacto e deformação.

As teorias modernas da mecânica da adesão entre superfícies sólidas em contacto baseiam-se na teoria de Johnson-Kendall-Roberts (JKR)[92] ou na teoria de Derjaguin-Muller-Toporov (DMT)[93] . A teoria JKR aplica-se a corpos grandes, facilmente deformáveis, com energias superficiais elevadas, onde dominam forças de adesão fortes e de curto alcance na zona de contacto. Em contrapartida, a teoria DMT descreve melhor os corpos muito pequenos e duros com energias de superfície baixas[94] , onde as forças atractivas fracas e de longo alcance fora da zona de contacto provocam a adesão.

Tabor[94] introduziu um parâmetro físico sem dimensão, conhecido como parâmetro de Tabor, para delinear os limites entre JKR, DMT e casos intermédios. O regime de transição entre as teorias JKR e DMT foi descrito por Maugis[95] usando o modelo de Dugdale, com um parâmetro de transição semelhante ao parâmetro de Tabor. Várias convenções para definir este parâmetro de transição foram resumidas por Greenwood[95] . Carpick et al.[96] propuseram uma equação analítica simples para determinar o valor do parâmetro de transição, aproximando-se da solução de Maugis. A expansão da teoria JKR por Maugis e Pollock[97] inclui descrições adicionais da deformação plástica.

Embora as teorias de Hertz, JKR e DMT tenham sido amplamente utilizadas para estudar as propriedades mecânicas das nanopartículas, a aplicabilidade da mecânica do contínuo à nanoescala continua a ser debatida. As simulações de dinâmica molecular (DM) oferecem uma perspetiva dos processos atomísticos na região de contacto. Luan e Robbins[98] investigaram o contacto entre nanocilindros através de simulações MD, revelando desvios dramáticos da teoria do continuum devido à rugosidade da superfície à escala atómica.

Miesbauer et al.[99] analisaram o contacto entre dois nanocristais de NaCl através de simulações MD, tendo concluído que a teoria hertziana era adequada para sistemas de maiores dimensões, mas cada vez mais discrepante para partículas mais pequenas. Cheng e Robbin[100] estudaram o contacto à nanoescala através de simulações MD, sugerindo que os modelos de contacto contínuo podem ser aplicados quando as forças são calculadas em média sobre áreas que contêm muitos átomos. Apesar destas descobertas, a expressão concisa da teoria do continuum levou à sua utilização contínua na análise mecânica à nanoescala, incluindo na conceção de micro/nanodispositivos, na criação de materiais nanoestruturados e na compreensão da base molecular do atrito e da adesão .[101]

Propriedades mecânicas básicas das nanopartículas

1. Dureza e módulo de elasticidade das nanopartículas

A compreensão de algumas propriedades mecânicas básicas das nanopartículas, tais como a dureza e o módulo de elasticidade, ajudará muito na conceção adequada de partículas em aplicações específicas, bem como na avaliação dos seus papéis e mecanismos de ação. Tanto quanto é do conhecimento dos autores, a medição das propriedades mecânicas de micropartículas tem vindo a ser desenvolvida há décadas.

A técnica de microindentação foi utilizada por Steinitz em 1943 para testar a dureza de micropartículas com áreas indentadas superiores a 100pm2 e um tamanho mínimo de indentador de 20pm^2 [102]

2. Adesão e fricção de nanopartículas

A adesão e o atrito das nanopartículas desempenham papéis importantes na nanofabricação, na lubrificação, na conceção de micro/nano dispositivos, na estabilização coloidal e na administração de medicamentos. Neste caso, a caraterização dos comportamentos de adesão e de atrito das nanopartículas tem suscitado um interesse de investigação significativo na última década .[98]

3. Movimento de nanopartículas

Várias forças, como as forças gravitacionais (de flutuação), as forças de superfície, as forças de fluxo viscoso e as forças devidas ao movimento browniano, provocam o movimento das nanopartículas nos meios de diferentes formas. No entanto, as experiências para a observação direta do movimento das nanopartículas são limitadas, principalmente devido à pequena dimensão das partículas, que impede a aplicação das técnicas de imagiologia mais utilizadas. Felizmente, o rápido desenvolvimento da tecnologia de medição oferece oportunidades para o seguimento de nanopartículas individuais ou mesmo de moléculas individuais[103] . Até à data, têm sido utilizados vários métodos para efetuar medições de alta resolução do movimento de nanopartículas individuais. Entre estes métodos, podem classificar-se dois grupos: um

consiste em seguir passivamente o movimento das partículas sem aplicar estímulos externos significativos e o outro consiste em medir o movimento das partículas.
As trajectórias das partículas numa gota de água durante o processo de evaporação movem-se sob forças mecânicas externas. Para ser mais específico, os estudos baseados em dois métodos típicos serão enfatizados nas partes seguintes. O primeiro método é o rastreio de partículas com a técnica de fluorescência[104] . O segundo método são as observações TEM, que podem fornecer pormenores mais delicados do movimento das partículas e permitir uma compreensão mais profunda do papel das partículas em aplicações específicas

Propriedades ópticas dos nanomateriais

Propriedades ópticas

Muitas das propriedades ópticas estão intimamente relacionadas com as propriedades eléctricas e electrónicas do material. Mas, como veremos, há outros factores que também entram em jogo quando se trata de propriedades ópticas.
Quando falamos de propriedades ópticas, referimo-nos normalmente à interação da radiação electromagnética com a matéria. A imagem simples com que se pode começar é considerar um "raio" de uma onda electromagnética de uma única frequência que entra num meio a partir do vácuo. Este raio pode ser refletido, transmitido (refractado) ou absorvido .[105]
A reflexão pode ser especular ou difusa. De uma perspetiva mais fundamental, existem apenas duas possibilidades (de interação de um meio com a radiação electromagnética):
(1) dispersão e (ii) absorção
Se considerarmos um espetro mais alargado de frequências, então uma parte do espetro poderia ser absorvida enquanto as outras frequências poderiam ser dispersas.
A absorção envolve essencialmente a ativação de um processo no material para o levar a um estado excitado (a partir do estado fundamental). Estes processos são: (i) excitação eletrónica, (ii) excitação vibracional e (iii) excitação rotacional[106]

- Uma outra parte da energia absorvida pode ser reemitida.
- Se a energia absorvida for dissipada sob a forma de calor, chama-se a isto absorção dissipativa.

Propriedades ópticas dos nanomateriais:

Efeito do tamanho nas propriedades ópticas-

- As amostras de metal a granel absorvem a radiação electromagnética (por exemplo, na região do visível). As películas finas de metais podem transmitir parcialmente a radiação, pelo simples facto de não haver material suficiente para a absorver. As películas de Au com poucos 10 nm de espessura tornam-se parcialmente transparentes.
- Para além dos efeitos de "material insuficiente", há fenómenos importantes que intervêm nos nanomateriais.
- Estes incluem: predominância de plasmões de superfície, efeitos de confinamento quântico, etc.

Por exemplo, nos pontos quânticos semicondutores, a absorção e a emissão ópticas deslocam-se para o azul (energias mais elevadas) à medida que o tamanho dos pontos diminui. A redução do tamanho é mais proeminente no caso dos semicondutores do que no caso dos metais (ou seja, os efeitos de confinamento do tamanho quântico tornam-se mais importantes nos metais de dimensões mais pequenas do que nos cristais semicondutores).
Nanopartículas e películas semicondutoras-

- Ao diminuir o tamanho, o eletrão fica confinado à partícula (efeitos de confinamento), o que leva a (i) aumento da energia de bandgap e (ii) os níveis de banda tornam-se quantizados (discretos).
- Os estados de superfície (estados de armadilha), que se situam no intervalo de elasticidade, tornam-se importantes para filtrar as propriedades ópticas dos nanocristais.
- O espaçamento entre os níveis de energia aumenta com a diminuição da dimensão >Efeito de Confinamento do Tamanho do Qunatum.[107]

Propriedades magnéticas dos nanomateriais

As nanopartículas magnéticas são nanomateriais constituídos por elementos magnéticos, como o ferro, o níquel, o cobalto, o crómio, o manganês, o gadolínio e os seus compostos químicos. As nanopartículas magnéticas são superparamagnéticas devido ao seu tamanho à nanoescala, oferecendo grandes potencialidades numa variedade de aplicações na sua forma pura ou revestidas com um revestimento de superfície e grupos funcionais escolhidos para utilizações específicas. As nanopartículas de ferrite, em especial, são as nanopartículas magnéticas mais exploradas, o que pode ser grandemente aumentado através da agregação de um certo número de nanopartículas superparamagnéticas individuais em aglomerados para formar esferas magnéticas[108] . As nanopartículas magnéticas podem ser ligadas de forma selectiva a moléculas funcionais e permitir o seu transporte para um local específico sob um campo magnético externo proveniente de um eletroíman ou de um íman permanente. A fim de evitar a agregação e minimizar a interação das partículas com o ambiente do sistema, pode ser necessário um revestimento da superfície. A superfície das nanopartículas de ferrite é frequentemente modificada por tensioactivos, sílica, silicones ou derivados do ácido fosfórico para aumentar a sua estabilidade em solução. Em geral, as nanopartículas magnéticas revestidas têm sido amplamente utilizadas em várias aplicações médicas, como o isolamento de células, o imunoensaio, os testes de diagnóstico e a administração de medicamentos[109]

CAPÍTULO 4

APLICAÇÕES DA NANOTECNOLOGIA NA MEDICINA DENTÁRIA

As aplicações da nanotecnologia na medicina dentária foram alargadas para incluir: fins de diagnóstico, preventivos, restauradores, regenerativos, reconstrutivos e de reabilitação.[110]

No entanto, existem desvantagens na utilização desta tecnologia no domínio dentário, que são os elevados custos de síntese dos nanomateriais e a falta de conhecimentos sobre a sua toxicidade.[111]

1. Diagnóstico dentário

Numa tentativa de melhorar o diagnóstico médico, foi introduzido o conceito de nano-biosensor. Um biossensor é "um dispositivo analítico que incorpora um elemento biologicamente ativo com um transdutor físico adequado para gerar um sinal mensurável proporcional à concentração de espécies químicas em qualquer tipo de amostra". Os biossensores foram introduzidos em 1962 por Clark e Lyons, seguindo-se uma extensa investigação e desenvolvimento contínuos desta tecnologia promissora através da utilização de vários princípios de deteção, conduzindo a potenciais aplicações na saúde pública, monitorização ambiental e segurança alimentar [112]

A substituição de partículas de tamanho micro por partículas de tamanho nanométrico transforma o biossensor num nanobiossensor, com a vantagem de identificar rapidamente os tecidos biológicos visados a um nível molecular ultra-baixo. A sua elevada sensibilidade é particularmente útil em casos de diagnóstico do cancro, uma vez que os nanobiossensores são capazes de detetar moléculas de células cancerosas em fases muito precoces e em concentrações muito baixas [112]

2. Nanodentística preventiva

Foi desenvolvida uma nano-escova de dentes através da incorporação de partículas coloidais de nanogold ou nanosilver entre as cerdas da escova de dentes. Para além da sua capacidade de melhorar a remoção mecânica da placa bacteriana, os investigadores relataram um efeito antibacteriano do ouro ou da prata adicionados, o que poderia, em última análise, conduzir a uma redução significativa da doença periodontal [113].

Os produtos de higiene oral, como pastas de dentes e soluções para elixir bucal, foram nanomodificados. O fluoreto de nanocálcio, por exemplo, foi adicionado a produtos de lavagem da boca para reduzir a atividade da cárie, reduzir a permeabilidade da dentina e aumentar a concentração de fluoreto lábil no fluido oral.

Foi relatado que as pastas dentífricas contendo nanopartículas de carbonato de cálcio e 3% de trimetafosfato de sódio nanosizado promovem a remineralização de lesões cariosas precoces em comparação com uma pasta dentífrica convencional sem nanoaditivos[114] . As pastas dentífricas contendo cristais de nano-hidroxiapatite (nHA) aumentaram significativamente os valores de microdureza no esmalte humano após um desafio erosivo, em comparação com a mesma pasta dentífrica sem (nHA).[115]

<u>- Vacina contra a cárie</u>

Foram feitas várias tentativas para desenvolver uma vacina anticárie eficaz como uma nova estratégia de prevenção da ocorrência de cáries dentárias. Verificou-se que a vacina de ADN é uma estratégia imunogénica eficaz, segura, estável e pouco dispendiosa na indução de respostas imunitárias humorais e celulares.[116]

A maioria das vacinas anticáries funciona impedindo a acumulação bacteriana, quer através do bloqueio do antigénio da proteína de superfície PAc, quer através da inativação da enzima glucosiltransferase. Tanto o antigénio proteico de superfície PAc como as glucosiltransferases são os factores virulentos responsáveis pela adesão do Streptococcus mutans às superfícies dentárias[117] . Além disso, a carga superficial do veículo de entrega poderia ser potencialmente dependente do hidrogénio (pH) para permitir a libertação da vacina de uma forma dependente do pH.

A incorporação de nanocargas nos compósitos dentários pode ser eficaz na prevenção de cáries recorrentes à volta das restaurações; no entanto, o efeito destas nanocargas nas bactérias deixadas na dentina afetada, que por vezes são deixadas em cavidades profundas durante a conservação das estruturas dentárias, tem de ser estudado. Além disso, independentemente dos progressos registados nas vacinas anticárie, a sua utilização em seres humanos ainda não foi experimentada. Por conseguinte, ainda não existe uma vacina disponível no mercado. A elevada diversidade da flora oral, o elevado fluxo salivar, a dificuldade de entrega do antigénio, a degradação enzimática da vacina e a fraca internalização podem ser factores limitantes .[118]

3. Nanodentística terapêutica

Existem novas oportunidades de tratamento, incluindo;

- Nano-soluções, que podem ser utilizadas em agentes de ligação através da produção de nanopartículas únicas. Isto assegura predominantemente uma mistura adesiva homogénea .[119]

Cura da hipersensibilidade; a hipersensibilidade dentária pode ser produzida por uma pressão alterada transmitida hidrodinamicamente à polpa. Os nano-robôs dentários podem ocluir seletivamente os túbulos dentinários em poucos minutos, fornecendo materiais biológicos, proporcionando assim uma cura rápida e permanente.

- Substituição completa de todo o dente, incluindo componentes minerais e celulares, combinando nanotecnologia com engenharia genética e de tecidos .[98]
- Os nanopreenchimentos com partículas muito pequenas podem reduzir a contração da polimerização, a expansão térmica e melhorar a dureza e a resistência ao desgaste das restaurações em compósito .[110]
- O revestimento da superfície do implante dentário de titânio com nano-hidroxiapatite proporcionará um melhor desempenho do implante, melhorará a osseointegração e as funções fisiológicas do implante.

4. Prótese dentária

A incorporação de nanopartículas de dióxido de titânio (TiO) a 0,4% numa base de dentadura de polimetilmetacrilato (PMMA) impressa tridimensionalmente, numa tentativa de melhorar as suas caraterísticas antibacterianas e propriedades mecânicas[120] . De acordo com as medições utilizando a Microscopia Eletrónica de Varrimento (SEM) e os testes de eficácia antimicrobiana contra espécies de Candida, foram registadas melhorias nas propriedades químicas e estruturais, e os efeitos antibacterianos especificamente contra espécies de Candida foram significativos.

Os investigadores também investigaram o comportamento tribológico de um PMMA curado pelo calor modificado com 7% de óxido de nano-zircónio. A adição de 7% de nanopartículas de óxido de zircónio à base de PMMA melhorou significativamente os níveis de dureza, a resistência à flexão e a resistência à fratura da base de PMMA curada pelo calor. As cargas nanométricas foram utilizadas devido às suas propriedades de dispersão superiores, menor potencial de agregação e biocompatibilidade com o polímero orgânico.

Foram utilizadas soluções de clorexidina misturadas com nanopartículas de trifosfato de sódio (TP), trimetafosfato (TMP) ou hexametafosfato (HMP) para investigar as propriedades antifúngicas de um revestimento de clorexidina com o objetivo de inibir infestações fúngicas em silicones dentários habitualmente utilizados como forros macios de próteses e obturadores[121] . Os revestimentos de clorexidina nano-modificados libertaram clorexidina solúvel após imersão em saliva artificial, com uma libertação lenta e sustentada pelo revestimento de clorexidina-HMP, e uma libertação rápida e mais concentrada pelos revestimentos de clorexidina-TP e clorexidina-TMP. O revestimento de clorexidina-HMP provou ser o mais eficaz na sua atividade antifúngica, inibindo a atividade metabólica da Candida albicans. Estes revestimentos podem potencialmente tornar-se clinicamente essenciais para assegurar a longevidade da prótese dentária e a manutenção da saúde oral a um custo muito inferior .[122]

5. Endodontia

As aplicações da nanotecnologia na endodontia incluem a incorporação de nanopartículas de bio-cerâmicas, como o bioglass, a zircónia e as cerâmicas de vidro, nos cimentos endodônticos. Verificou-se que a utilização de nanopartículas aumenta a adaptação do adesivo às nano-irregularidades, para além do seu rápido tempo de presa em comparação com os cimentos convencionais, da sua estabilidade dimensional, insolubilidade no fluido tecidular, ligação química ao tecido dentário e osteocondutividade .[123]

Foram efectuados estudos para melhorar a guta percha (GP), através da incorporação de partículas de nano-diamante. A radiografia digital e as imagens de tomografia microcomputada revelaram que a obturação segundo uma técnica convencional, utilizando guta percha impregnada com nanodiamantes, demonstrou propriedades químicas, biocompatibilidade e propriedades mecânicas superiores. Além disso, foi registada uma adaptação de alta qualidade às paredes do canal e uma formação mínima de vazios, o que demonstra o grande potencial para a utilização de nano-GP como uma obturação endodôntica melhorada .[124]

Materiais para regeneração endodôntica - Dentes com polpas degeneradas e necrosadas são rotineiramente salvos pela terapia do canal radicular. Embora as modalidades de tratamento actuais ofereçam elevados níveis de sucesso para muitas condições, uma forma ideal de terapia pode consistir em abordagens regenerativas, nas quais os tecidos pulpares doentes ou necróticos são removidos e substituídos por tecidos pulpares saudáveis para revitalizar os dentes. No seu estudo, Fioretti et al. demonstraram que a a-MSH (péptidos de melanocortina) possui propriedades anti-inflamatórias e também promove a proliferação de fibroblastos pulpares. Relataram a primeira utilização de películas nanoestruturadas e funcionalizadas de várias camadas contendo a-MSH como um novo biomaterial ativo para a regeneração endodôntica. As aplicações de materiais de suporte em nanoescala para a regeneração de tecidos dentários estão bem estabelecidas.

Para a regeneração da polpa, as células estaminais da polpa foram purificadas em laboratório e cultivadas em placas sobre suportes. Os suportes utilizados eram compostos por nanofibras de colagénio biodegradável tipo I ou fibronectina. Foram utilizados hidrogéis de polipéptidos auto-montáveis para a regeneração do tecido pulpar.

6. Medicina dentária conservadora e estética

Foi relatado o novo desenvolvimento de uma resina composta recarregável preenchida com fosfato de cálcio nano-amorfo (nACP). As nanopartículas não só conseguiram melhorar as propriedades remineralizantes dos compósitos, como também mantiveram o mesmo nível de libertação de cálcio (Ca) e fósforo (P) através da recarga e libertação[116] . Os investigadores descreveram-no como um material "inteligente" devido à sua capacidade constante de neutralizar rapidamente os ácidos bacterianos libertados ao longo das margens da restauração/dente através da libertação de (Ca) e (P), pelo que foi capaz de inibir o início de cáries secundárias. Os investigadores relataram a possibilidade de integrar a nACP noutros materiais dentários, tais como cimentos de cimentação e agentes de ligação, demonstrando uma capacidade remineralizante significativa num agente de ligação dentária com nACP através da recarga e libertação de iões (Ca) e (P) durante até 3 semanas, sem alterar a resistência de ligação à dentina[125] . Uma tentativa adicional de permitir que os materiais de restauração previnam ativamente a iniciação e a progressão de cáries secundárias foi através da aplicação de um revestimento nanocompósito constituído por quitosano modificado com lactose (Chitlac) com nanopartículas de prata (nAg). As nanopartículas estavam uniformemente dispersas e foram capazes de reduzir significativamente a formação de biofilme na superfície da restauração em 80% após 48 horas de aplicação. Os agentes de branqueamento dentário foram adicionalmente nano-modificados para aumentar a sua eficiência de branqueamento e minimizar os seus efeitos secundários nocivos. As nanopartículas de peróxido de cálcio, por exemplo, foram capazes de penetrar mais profundamente na estrutura do dente através de micro e nano fissuras, levando a um contacto mais prolongado com a superfície e, por conseguinte, a um aumento da eficácia do agente branqueador, uma vez que a sua penetração mais profunda na estrutura do dente permite um tempo de ação mais longo e, em última análise, uma melhoria significativa da estética quando comparado com um agente branqueador com micro ou macro partículas.

7. Periodontia, Implantologia e Medicina Dentária Regenerativa

Os cientistas conseguiram criar um novo sistema de administração de medicamentos para o tratamento da doença periodontal, através de nanopartículas carregadas com triclosan ou tetraciclina. Estas nanopartículas estão uniformemente dispersas numa matriz, que se biodegrada gradualmente, libertando os fármacos carregados em incrementos para proporcionar uma duração de contacto mais longa com o local doente[122] . Os niosomas, por exemplo, são vesículas não iónicas quimicamente estáveis, que oferecem uma administração controlada e orientada de fármacos com maior penetração nos tecidos biológicos, especialmente quando as partículas têm menos de 100 nm de dimensão. A combinação de uma matriz de resina de metacrilato fotopolimerizável com nACP como agente de enxerto ósseo permite uma forte adesão ao osso húmido e a recristalização de nACP em hidroxiapatite numa questão de minutos .[126]

A osseointegração dos implantes no osso maxilar seria maximizada se a superfície do implante imitasse a topografia da superfície da matriz extracelular do tecido natural, que tem normalmente um tamanho entre 10 nm e 100 nm[112] . Os revestimentos de superfície, como as nanopartículas de hidroxiapatite, ouro, prata e óxido de titânio, têm a capacidade de melhorar a adesão do coágulo de fibrina, que serve de ponte para as células osteogénicas e para a osteointegração global dos implantes. Além disso, a presença de nano-caraterísticas mecânicas, tais como nano-ranhuras ou nano-pilares, também se revelou eficaz, com especial ênfase na distribuição e ordem dessas caraterísticas na superfície do implante .[127]

CAPÍTULO 5

AVANÇO DAS NANOTECNOLOGIAS NO DOMÍNIO DA DENTISTRIA

1. **Nanodiagnóstico** - Os dispositivos de nanodiagnóstico desempenham um papel crucial na identificação precoce de doenças, actuando tanto à escala celular como molecular. No domínio da nanomedicina, oferecem o potencial para aumentar significativamente a exatidão e a fiabilidade dos diagnósticos in vitro. Isto é conseguido através da utilização de nanodispositivos especializados que podem recolher com precisão amostras de fluidos ou tecidos humanos e efetuar múltiplas análises a nível subcelular. Numa perspetiva in vivo, os nanodispositivos têm a capacidade de ser implantados no corpo para detetar os primeiros sinais de doenças ou para quantificar várias substâncias, como toxinas e células tumorais .[128]
2. **Cantilevers em nanoescala** - Os cantilevers em nanoescala revolucionam a nanodentistry, oferecendo ferramentas precisas para diagnóstico e tratamento. Estas estruturas minúsculas, que se assemelham a pranchas de mergulho à escala microscópica, apresentam uma sensibilidade excecional a forças mínimas e podem detetar alterações bioquímicas indicativas de problemas dentários. No diagnóstico, permitem a monitorização em tempo real dos parâmetros de saúde oral, facilitando a deteção precoce de doenças como a periodontite ou a cárie dentária. Além disso, no tratamento, facilitam a administração de medicamentos específicos ou a libertação controlada de agentes terapêuticos, minimizando os efeitos secundários sistémicos. Através da sua integração em materiais ou dispositivos dentários, os cantilevers à nanoescala são promissores para cuidados dentários personalizados e minimamente invasivos, anunciando uma nova era de medicina dentária de precisão .[114]
3. **Nanoporos** - São pequenos orifícios que permitem a passagem do ADN, um fio de cada vez. Tornarão a sequenciação do ADN mais eficiente.
4. **Nanotubos** - Estes bastões de carbono, com cerca de metade do diâmetro de uma molécula de ADN, não só possuem a capacidade de identificar genes modificados, como também são promissores para ajudar os investigadores a localizar com precisão essas alterações .[98]
5. **Pontos Quânticos** - Os pontos quânticos são pequenas partículas semicondutoras que exibem propriedades ópticas e electrónicas únicas devido aos princípios da mecânica quântica. Têm normalmente alguns nanómetros de dimensão e são compostos por materiais semicondutores como o seleneto de cádmio ou o arsenieto de índio. As suas propriedades de dependência dimensionada permitem a emissão sintonizável de luz em todo o espetro visível, o que as torna valiosas para várias aplicações, tais como imagiologia biológica, ecrãs, células solares e computação quântica .[121]
6. **Métodos Lab-on-a-chip** - Um dispositivo Lab-on-a-chip (LOC) é uma tecnologia inovadora que consolida múltiplas funções laboratoriais num único chip. Os LOC são excelentes no manuseamento de volumes de fluidos minúsculos, por vezes inferiores a picolitros. Estes dispositivos realizam ensaios utilizando esferas quimicamente sensibilizadas alojadas em bolachas de silício gravadas, equipadas com capacidades integradas de manipulação de fluidos e de deteção ótica.

Com os LOCs, é possível executar ensaios complexos utilizando pequenos volumes de amostra, o que resulta em tempos de análise rápidos e numa redução significativa das despesas com reagentes. Esta metodologia foi utilizada para avaliar os níveis de biomarcadores, incluindo a interleucina-1beta (IL-1beta), a proteína C-reactiva (CRP) e a metaloproteinase-8 da matriz (MMP-8), em saliva total. Estes biomarcadores são promissores para diagnosticar e categorizar a gravidade e a extensão da periodontite.

7. **Diagnóstico e tratamento do cancro oral** - A saliva é um meio de diagnóstico económico e minimamente invasivo, contendo marcadores proteómicos e genómicos essenciais para a deteção molecular de doenças. Entre estes marcadores, os exossomas, vesículas secretoras ligadas à membrana, apresentam níveis elevados em doenças malignas. A microscopia de força atómica, utilizando nanopartículas, tem sido fundamental no estudo dos exossomas. Além disso, a nanotecnologia oferece várias abordagens de diagnóstico para o cancro oral, incluindo sistemas nanoelectromecânicos, testes de nanosensores de fluidos orais e nanobiossensores ópticos.

As nano-cascas, minúsculas esferas com uma camada metálica exterior, constituem ferramentas orientadas para a terapia do cancro. Erradicam seletivamente as células cancerosas, preservando as células normais. A

braquiterapia, um tratamento avançado do cancro, envolve o ensaio de fontes radioactivas revestidas de nanopartículas posicionadas perto ou dentro dos tumores para destruição.
Além disso, os nanovectores têm outras aplicações para além da terapia do cancro. Facilitam a administração de fármacos através da barreira hemato-encefálica, prometendo avanços no tratamento das doenças de Alzheimer e de Parkinson.

8. Nanoanestesia - Quando se utiliza a nanotecnologia ou nanorrobôs para a anestesia, a gengiva do paciente recebe uma suspensão coloidal infundida com milhões de robôs dentários activos e analgésicos, cada um com a dimensão de um mícron. Estes robots respondem a comandos dados pelo dentista. Ao entrarem em contacto com a superfície ou a mucosa da coroa, os nanorrobôs podem navegar até à polpa através de várias vias, como o sulco gengival, a lâmina própria ou os túbulos dentinários. Uma vez dentro da polpa, interrompem efetivamente todas as sensações, regulando a transmissão de impulsos nervosos em qualquer dente que necessite de tratamento. Após a conclusão do tratamento, restabelecem a sensação, assegurando ao paciente um conforto sem ansiedade e sem agulhas. Esta anestesia actua rapidamente e é reversível, sem quaisquer efeitos secundários ou complicações tipicamente associados à sua utilização.[128]

9. Nanosolutions - Devido à sua capacidade de gerar nanopartículas distintas e facilmente dispersas, encontram aplicação como agentes de ligação. A sua mistura consistente garante homogeneidade em cada utilização. Além disso, as nanopartículas servem como agentes esterilizantes, assumindo a forma de gotículas de óleo emulsionadas nanosizadas que visam e neutralizam eficazmente os agentes patogénicos através de bombardeamento.[130]

10. Materiais de impressão: Os nanocarregadores são incorporados em vinilpolissiloxanos, resultando num material de moldagem de siloxano distinto, caracterizado por um fluxo superior, propriedades hidrofílicas melhoradas e maior precisão na captação de detalhes finos.[131]

11. Materiais de substituição óssea - O osso, uma nanoestrutura natural, é constituído por compostos orgânicos, principalmente colagénio, reforçados com materiais inorgânicos. A nanotecnologia procura reproduzir esta estrutura para fins ortopédicos e dentários, nomeadamente através da criação de nanobone. Os nanocristais apresentam uma microestrutura porosa, com nanoporos intercalados entre os cristais. As modificações da superfície permitem que estes poros absorvam proteínas, o que é facilitado pela inclusão de moléculas de sílica. As nanopartículas de hidroxiapatite derivadas deste processo oferecem potencial para o tratamento de defeitos ósseos.[131]

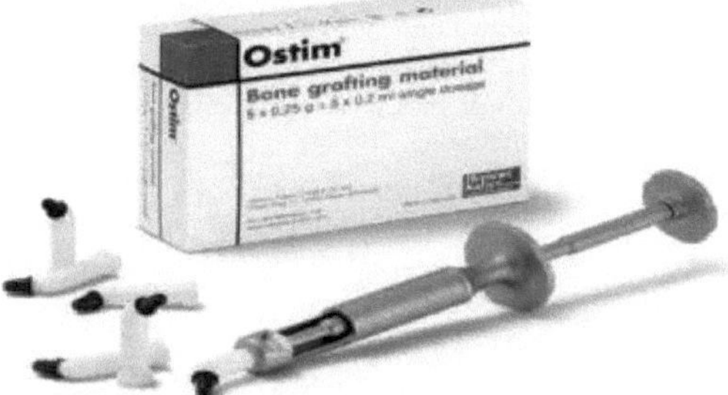

Figura 5: Defeito ósseo tratado com nanopartículas de hidroxiapatite

12. Nano-cerâmica - A boa resistência à propagação de microfissuras está relacionada com o efeito de reforço das partículas de nano-cerâmica.

- Nanofillers - Aumenta a capacidade de polimento e reduz o desgaste.
- Nanopigmentos - Ajustam a cor da restauração aos dentes circundantes (efeito camaleão).
- Nanomodificadores - Aumentam a estabilidade do material e evitam a aderência aos instrumentos.

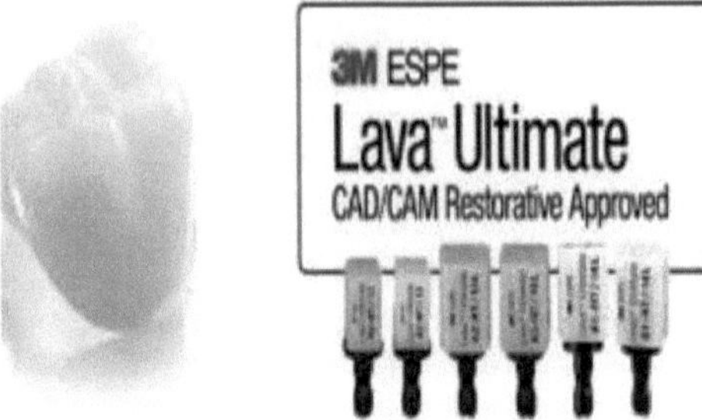

Figura 6: Nanocerâmica

13. **Nanoencapsulação**: Os sistemas de libertação dirigida que incluem nanocápsulas estão a ser testados para inclusão em vacinas e antibióticos[131] . A libertação controlada de fármacos tem sido melhor experimentada em nanomateriais com esferas ocas, nanotubos, estruturas de núcleos e nanocompósitos.

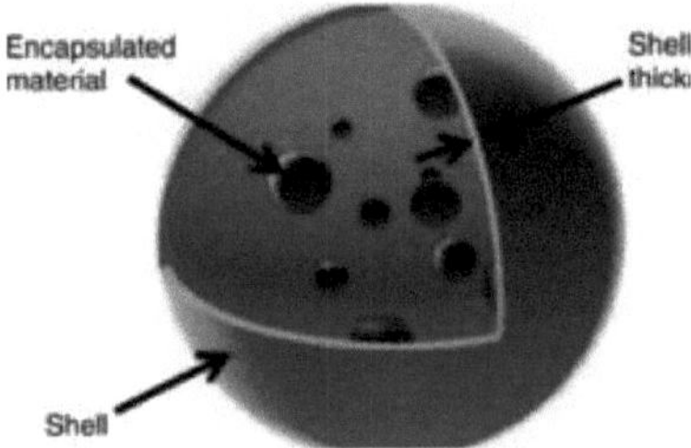

Figura 7: Nanoencapsulamento

14. **Bloqueio dos túbulos dentinários para aliviar a hipersensibilidade:** Alterações na pressão transmitida hidrodinamicamente à polpa levam à hipersensibilidade. Os túbulos dentinários nos dentes hipertensos apresentam o dobro do diâmetro e oito vezes a densidade da superfície em comparação com os dentes não sensíveis. Explorando estas caraterísticas, os nanorrobôs ocluem os túbulos de forma selectiva e precisa em poucos minutos, utilizando materiais locais e naturais, proporcionando aos pacientes uma solução rápida e duradoura.[130]

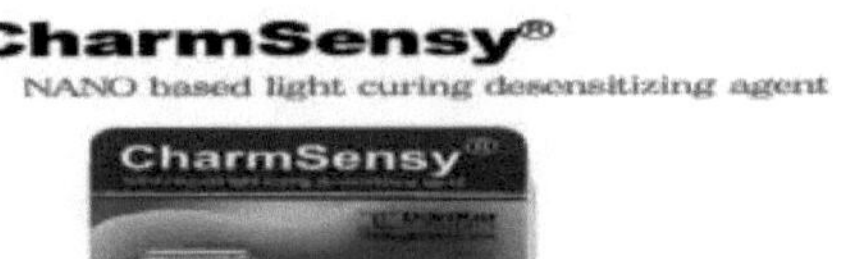

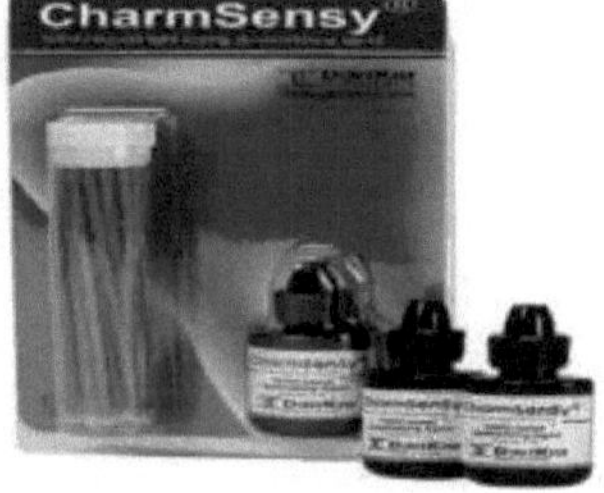

Figura 8: Cura por hipersensibilidade

15. **Dentifrícios nanorobóticos (Dentifrobots):** Os dentifrícios nanorrobóticos, quer sejam administrados através de elixir bucal ou pasta de dentes, cobrem eficazmente todas as superfícies subgengivais, convertendo a matéria orgânica retida em vapores inofensivos e inodoros. Concebidos de forma adequada, estes dentifrobots podem detetar e eliminar bactérias patogénicas presentes na placa bacteriana e noutras áreas. Estes minúsculos dentifrobots, de natureza inteiramente mecânica, possuem mecanismos de

segurança que os tornam inertes aquando da sua ingestão. Os nanorrobôs, distribuídos através de elixir bucal ou pasta de dentes, poderiam remover consistentemente o cálculo e converter a matéria orgânica presa em vapores inertes e inodoros, atravessando as superfícies supragengivais e subgengivais. Operando a velocidades que variam entre 1 e 10 microns por segundo, estes dispositivos mecânicos económicos foram concebidos para se auto-desactivarem em caso de ingestão.

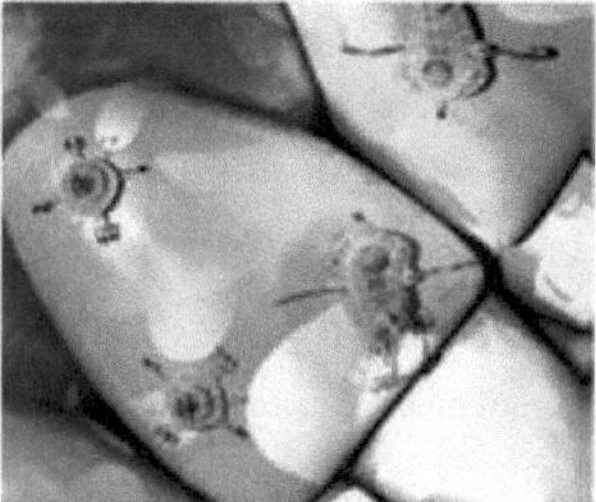

Figura 9: Nanodentifrício

16. Ortodontia: Os robots ortodônticos permitem a verticalização, rotação e reposicionamento vertical dos dentes sem dor, bem como a rápida reparação dos tecidos. Está a ser estudado um novo fio de aço inoxidável que utiliza nanotecnologia e que combina uma resistência ultra elevada com uma boa deformabilidade, resistência à corrosão e acabamento superficial.

17. Dispositivos não cirúrgicos: Foi desenvolvida uma faca cirúrgica de silicone microestruturado com uma ponta com camadas de diamante.

O diamante é um material quimicamente rígido e o silício é não magnético e biocompatível. Foram desenvolvidos cristais de aço inoxidável nanométricos incorporados em agulhas de sutura. Estão também a ser desenvolvidas nanopinças que têm como objetivo tornar possível a cirurgia celular num futuro próximo.

18. Nanoneedles: Foram desenvolvidos cristais de aço inoxidável nanométricos incorporados em agulhas de sutura. A cirurgia celular poderá ser possível num futuro próximo com nanopinças, que estão atualmente a ser desenvolvidas.Os compósitos com nanocargas têm dois tipos de nanocargas - nanoméricas e do tipo nanocluster. Para atenuar este desafio, foram introduzidos os compósitos híbridos e os compósitos com uma dispersão mais alargada das partículas de carga. Embora ofereçam um melhor equilíbrio entre resistência e estética, estes compósitos são susceptíveis de fraqueza causada pela aglomeração de nanopartículas. Este obstáculo pode ser ultrapassado através da integração de um processo de revestimento patenteado durante o fabrico das partículas, erradicando assim os pontos fracos e assegurando uma resistência consistente ao longo de toda a construção do núcleo. Além disso, a dispersão uniforme das nanopartículas produz uma consistência mais suave e cremosa, melhorando as caraterísticas de fluxo. Após a cura para o seu estado endurecido, estes atributos contribuem para a capacidade de corte e polimento do material, semelhante à dentina.[131]

19. Reparação de dentes grandes/engenharia de nanotecidos: A substituição completa da dentição, abrangendo a totalidade do dente, incluindo os constituintes celulares e minerais, é designada por substituição completa da dentição. Esta abordagem terapêutica é possível através da integração da nanotecnologia, da engenharia genética e da engenharia de tecidos. O conceito de substituição completa da dentição serviu de ponto focal de investigação para Chan et al., que conseguiram replicar o esmalte dentário,

conhecido como o tecido mais duro do corpo humano, utilizando uma estrutura meticulosa
unidades microarquitectónicas compostas por nanobastões.

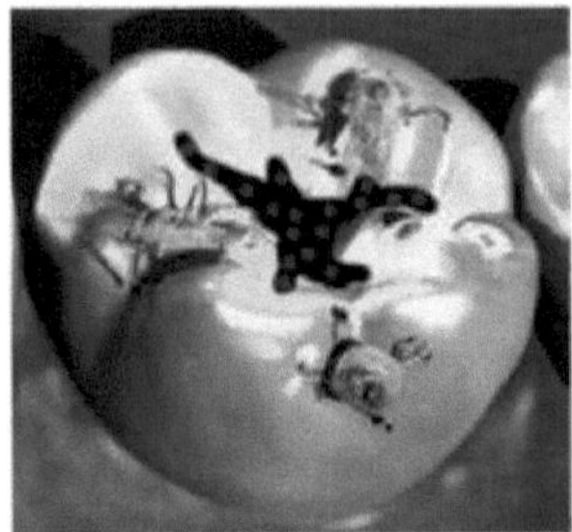

Figura 10: Nanorrobôs na reparação de dentes

20. Implantes dentários: Estrutura, química e biocompatibilidade Os factores determinantes para uma osseointegração bem sucedida são a área de contacto da superfície e a topografia da superfície. No entanto, a ligação óssea e a estabilidade também desempenham um papel importante. O crescimento ósseo e o aumento da previsibilidade podem ser eficazmente acelerados com implantes através da utilização da nanotecnologia. A adição de depósitos à escala nanométrica de hidroxiapatite e fosfato de cálcio cria uma superfície de implante mais complexa para a formação de osteoblastos[126] . A investigação exaustiva sobre os efeitos e a subsequente otimização da microtopografia e da química da superfície produziu avanços inovadores na engenharia de materiais. Estes novos implantes são mais aceitáveis, porque melhoram a integração de nanorrevestimentos semelhantes a materiais biológicos nos tecidos.

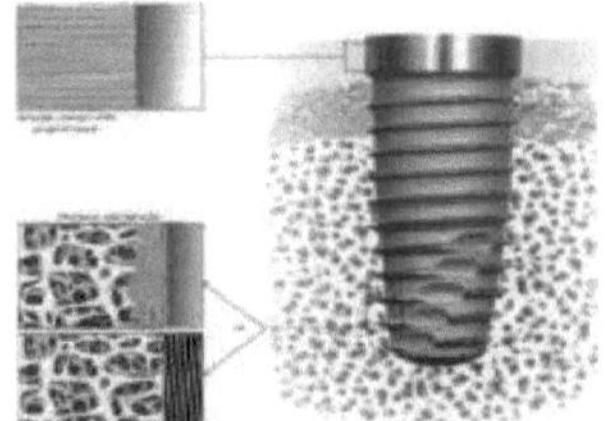

Figura 11: Implantes dentários

21. Solução não esterilizante: A Gandly Enterprises Inc., com sede na Florida, revelou um novo desinfetante que utiliza a ciência avançada da tecnologia de nanoemulsão. Esta abordagem inovadora emprega gotículas de óleo emulsionantes nanométricas para atingir e neutralizar os agentes patogénicos através de bombardeamento.

Vantagens :

* Amplo espetro
* Hipoalérgico
* Não corrosão
* Não mancha o tecido
* Não requerem vestuário de proteção
* Amigo do ambiente
* Compatível com várias impressões
* **2. Nanoadesivos :**

Trata-se de nanopartículas únicas e dispersíveis que evitam a aglomeração e são produzidos a partir de nanosoluções.

Vantagens:

*Maior resistência de ligação à dentina e ao esmalte

*Elevada absorção de tensões

*Maior prazo de validade

*Vedação marginal durável

*Não é necessária gravação separada

*Libertação de fluoretos

* **3. Aplicação de nanotubos de carbono (CNT) na medicina regenerativa oral:** Não há dúvida de que a medicina dentária é um dos ramos da medicina mais interessados na aplicação dos novos conhecimentos adquiridos com os recentes avanços na engenharia de tecidos e, em particular, no domínio da nanotecnologia. Áreas importantes como a implantologia, a periodontia e a cirurgia oral e maxilofacial podem beneficiar enormemente com o desenvolvimento de novos nanomateriais. Nos últimos anos, os CNT combinados com biopolímeros têm sido novos biomateriais potenciais que podem ajudar na restauração de defeitos ósseos em medicina dentária.

Atualmente, existe muita informação sobre a síntese, caraterização e propriedades dos CNT.

disponíveis; no entanto, são necessários mais estudos in vitro e in vivo para uma melhor compreensão dos seus efeitos na reparação/regeneração óssea. Em 2010, Mendes et al. avaliaram os efeitos dos CNT de parede simples (SWCNT) associados ao hialuronato de sódio (HY-SWCNT) na reparação/regeneração óssea de alvéolos dentários em ratos. O tratamento de alvéolos dentários com este nanomaterial aumentou a formação de trabéculas ósseas em cerca de 3 vezes e diminuiu o número de núcleos celulares, indicando assim que o processo de cicatrização foi avançado em comparação com o dos alvéolos de controlo.

Além disso, a expressão do colagénio tipo I foi aumentada em 46% nas cavidades tratadas após 7 dias de extração dentária. Este é um achado importante, uma vez que, durante o processo de cicatrização óssea, as fibrilas de colagénio formam osteoide, o que permite a deposição de cristais de hidroxiapatite carbonatada responsáveis pela mineralização da matriz óssea. Assim, uma expressão aumentada de colagénio tipo I em alvéolos tratados com HY-SWCNT sugere ainda que o processo de cicatrização é acelerado nestes alvéolos [105].

Não foi observada qualquer evidência de toxicidade neste estudo. Foi utilizada uma metodologia semelhante para investigar os efeitos dos HY-SWCNT na reparação/regeneração óssea de alvéolos dentários de ratos em condições em que a reparação/regeneração óssea foi dificultada. É sabido que a diabetes altera o metabolismo ósseo, reduzindo tanto a neoformação como a reabsorção, prolongando o processo de reparação/regeneração do tecido ósseo.

Assim, os efeitos do HY-SWCNT foram testados em ratos com diabetes tipo I, induzida por estreptozotocina. Verificou-se que, 14 dias após a extração do dente, a reparação/regeneração óssea era aproximadamente 3,3 vezes superior nas cavidades dentárias dos ratos diabéticos tratados com o nanomaterial.

O tratamento aumentou acentuadamente a formação de trabéculas ósseas e reduziu o número de núcleos celulares, atingindo valores semelhantes aos observados em ratos não diabéticos. Portanto, o tratamento com HY- SWCNT foi capaz de restaurar o processo de reparação/regeneração óssea em alvéolos dentários de ratos diabéticos .[106]

CAPÍTULO 6

NANO-ROBÔS

A nanotecnologia é essencialmente a manipulação da matéria a nível atómico e molecular para produzir aplicações práticas. Um nanómetro, a bilionésima parte de um metro, representa a escala a que estas manipulações ocorrem, aproximadamente 1/80.000 da largura de um cabelo humano ou 10 vezes o diâmetro de um átomo de hidrogénio. O principal desafio consiste em medir, controlar e montar com precisão materiais na gama de 1 a 100 nanómetros. Para garantir a viabilidade económica da nanotecnologia, o processo de fabrico molecular deve ser automatizado. Isto implica a utilização de dispositivos robóticos, muitas vezes designados por nanorrobôs, para a criação de estruturas moleculares.
Os nanorrobôs, também designados por nanites ou nanomáquinas[133] , são dispositivos controláveis que funcionam à escala nanométrica (10" -9) ou molecular, compostos por nanocomponentes. Especificamente, a nanorrobótica diz respeito à disciplina amplamente teórica da nanotecnologia centrada na conceção e construção desses nanorrobôs.
Embora a nanorrobótica divirja significativamente da macro-robótica em termos de escala e de materiais, existem numerosos paralelos nas técnicas de conceção e controlo que podem ser potencialmente adaptadas e aplicadas. Com os avanços nas capacidades científicas, têm sido feitos esforços para criar dispositivos nano-robóticos capazes de interagir com o mundo macroscópico para controlo.
Inspirando-se no mundo natural, onde existem inúmeras máquinas à microescala, existe a oportunidade de desenvolver nano-robôs adicionais através da biomimética. Atualmente, estes nanorrobôs desempenham um papel crucial no domínio da cirurgia dentária.

Partes de nanorrobôs:

Prevê-se que os nanorrobôs tenham um diâmetro que varia entre 0,5 e 3 microns, com componentes que medem entre 1 e 10 nanómetros. Os principais componentes dos nanorrobôs incluem o carbono, o enxofre, o hidrogénio, o oxigénio e o flúor, que são utilizados no fabrico de engrenagens à escala nanométrica e de outros componentes nanométricos. O carbono, em particular, é um elemento fundamental na construção de nanorrobôs médicos devido às suas propriedades inertes e à sua robustez, normalmente sob a forma de diamante ou fulereno. Estudos experimentais validaram a inércia química do diamante. A construção de nanorrobôs implica a integração de sensores, actuadores, mecanismos de controlo, fontes de energia, sistemas de comunicação e interfaces em diferentes escalas espaciais e entre sistemas orgânicos/inorgânicos e bióticos/abióticos.[134]

Mecanismo de ação:

Prevê-se que a alimentação dos nanorobôs seja feita através do metabolismo da glicose local, do oxigénio e da energia acústica fornecida externamente. Podem funcionar sob controlo de computadores de bordo capazes de efetuar cerca de 1000 ou mais cálculos por segundo. A comunicação com o dispositivo pode ser obtida através de uma rede de navegação de sinalização acústica instalada no corpo, que proporcionaria uma elevada precisão posicional a todos os nanorrobôs que passam e ajudaria a manter o controlo de vários dispositivos no corpo. Estes nanorrobôs serão capazes de distinguir entre diferentes tipos de células através da análise dos seus antigénios de superfície. Para o efeito, são utilizados sensores quimiotácticos que se orientam para os antigénios específicos das células-alvo. Quando a tarefa dos nanorrobôs estiver concluída, podem ser recuperados, permitindo-lhes expelir-se através dos canais excretores humanos habituais. Estes podem também ser removidos por meio de uma ação ativa [135]
sistemas de recolha de lixo.

Conceção de nanorrobôs

O software Nano Robot Control Design (NCD) serve de plataforma para a criação rápida de protótipos de nanorrobôs 3D, nomeadamente no domínio da medicina. Facilita a simulação das interações dos nanorrobôs e dos mecanismos de controlo no interior do corpo. Este simulador avançado de nanomecatrónica oferece conhecimentos físicos e numéricos para a modelação orientada para a tarefa de nanorrobôs.
O design do nano-robô incorpora nano-eletrónica integrada e vários componentes inspirados em modelos biológicos, tais como rotores de triagem molecular e um braço manipulador telescópico. O seu exterior é feito de material de diamante, potencialmente revestido com uma superfície de glicocálix artificial para

minimizar a adsorção e a bioatividade de proteínas do sangue como o fibrinogénio, garantindo a biocompatibilidade e reduzindo o risco de reacções do sistema imunitário.
Os sensores quimiotácticos incorporados no nanorrobô distinguem entre diferentes tipos de moléculas e detectam obstáculos, permitindo ajustes de trajetória conforme necessário. As especificações dos sensores são adaptadas à aplicação biomédica específica, com capacidades de transdutor e sensores inteligentes personalizados em conformidade. No estudo atual, o nano-robô demonstra a deteção de obstáculos numa gama de 1 mm e uma resolução angular equivalente a um diâmetro de 100 nm nessa gama. Os sensores de contacto são utilizados para detetar biomoléculas devido ao seu pequeno tamanho.
Esta descrição das capacidades de interação do nano-robô facilita a avaliação das acções baseadas em sensores e ajuda a selecionar estratégias de controlo de baixo nível adequadas para otimizar o desempenho em tempo real. As técnicas de previsão, como as equações de estado, as restrições de posição, a cinemática inversa e a dinâmica, são utilizadas para antecipar a cinemática do nanorrobô, enquanto os modelos do sistema de controlo simulam as respostas transitórias e em estado estacionário de componentes direcionais individuais.[135]

Nanorrobôs na medicina dentária

O interesse crescente nas potenciais aplicações dentárias da nanotecnologia deu origem a um campo em expansão conhecido como Nanodentistry. Neste domínio, os nanorrobôs desempenham um papel fundamental na indução de analgesia oral, na dessensibilização dos dentes, na manipulação de tecidos para realinhar e endireitar dentes desalinhados e no aumento da durabilidade dos dentes. A aplicação dos nanorrobôs abrange procedimentos preventivos, restauradores e curativos nos cuidados dentários.
As técnicas de nanodentistry englobam vários métodos de engenharia de tecidos para reparações dentárias significativas. Um dos principais objectivos envolve a nano-robótica no fabrico e implantação de dentes de substituição biologicamente autólogos, incorporando componentes minerais e celulares. Esta abordagem oferece uma terapia abrangente de substituição da dentição. Além disso, a nanodentistry introduziu materiais compósitos nanoestruturados, fazendo avançar ainda mais a ciência dos materiais dentários.

Mecanismo de ação

As camadas superiores de esmalte podem ser substituídas por materiais artificiais ligados covalentemente, como a safira, que apresenta uma dureza e uma resistência à rutura 100 a 200 vezes superior à da cerâmica. No entanto, tal como o esmalte, a safira é algo vulnerável à corrosão ácida. No entanto, a safira serve como um excelente padrão para selantes de branqueamento e constitui uma alternativa cosmética.
Um novo material de restauração destinado a aumentar a durabilidade dos dentes são os nanocompósitos, criados através da agregação de nanopartículas discretas uniformemente dispersas em resinas ou revestimentos. Estes nano compósitos apresentam pó de silicato de alumina como nano carga, com um tamanho médio de partícula de aproximadamente 80 nm e um rácio de alumina para sílica de 1:4. A nano carga possui um índice de refração de 1,503, oferecendo dureza superior, módulo de elasticidade, translucidez, apelo estético, densidade de cor, elevado polimento e uma notável redução de 50% na contração do enchimento.
Em comparação com os compósitos tradicionais, os nanocompósitos apresentam propriedades superiores e misturam-se impecavelmente com a estrutura natural do dente, proporcionando uma solução de restauração melhorada.

Abordagens da nanotecnologia

As nanotecnologias são entendidas pelas 4 abordagens seguintes -[136]

I. A abordagem buttom up : Procura organizar componentes mais pequenos em conjuntos mais complexos, cujas ligações covalentes são extremamente fortes.

II. Abordagem descendente: procura produzir dispositivos mais pequenos utilizando dispositivos maiores para obter precisão na estrutura e na montagem. Estes materiais de estado sólido podem também ser utilizados
para criar dispositivos conhecidos como N E M S (sistemas nanoelectromecânicos) que são utilizados no diagnóstico do cancro.

III. A abordagem funcional: procura desenvolver componentes com uma funcionalidade desejada, sem ter em conta a forma como podem ser montados.

IV. Abordagens biomiméticas: Procura aplicar biomoléculas para aplicações em nanotecnologia.

Os subcampos antecipam as invenções que as nanotecnologias podem produzir ou tentam propor uma agenda. As aplicações das nanotecnologias são variadas. Incluem a medicina, o ambiente, a energia, a informação e a tecnologia, a indústria pesada e os bens de consumo. No domínio da medicina dentária, a integração das nanotecnologias deu origem a uma nova corrente, a "nanodontologia".

Abordagem "Buttom up

a. Nanoanestesia

A nanotecnologia utiliza milhões de nanorrobôs dentários activos analgésicos de dimensão micrométrica numa

Suspensão coloidal para anestesia local Ao atingir a dentina, os nanorrobôs, em 100 segundos, entram nos orifícios dos túbulos dentinários com 1 a 4 pm de diâmetro e avançam em direção à polpa, guiados por uma combinação de gradientes químicos, diferenciais de temperatura e até pela posição de navegação, tudo sob o controlo do nanocomputador a bordo, de acordo com as instruções do dentista.[128]

b. Cura da hipersensibilidade

Os nanorrobôs dentários reconstrutivos ocluem selectiva e precisamente túbulos selecionados em minutos, utilizando materiais biológicos nativos, oferecendo aos pacientes uma cura rápida e permanente para a hipersensibilidade causada pelas alterações de pressão transmitidas hidrodinamicamente à polpa.[128] **c. Durabilidade dentária e cosmética**

Os materiais artificiais ligados covalentemente, como a safira ou o diamante, num material compósito nanoestruturado resistente à fratura, que pode incluir nanotubos de carbono, são utilizados para substituir as camadas superiores de esmalte para fins estéticos.[128]

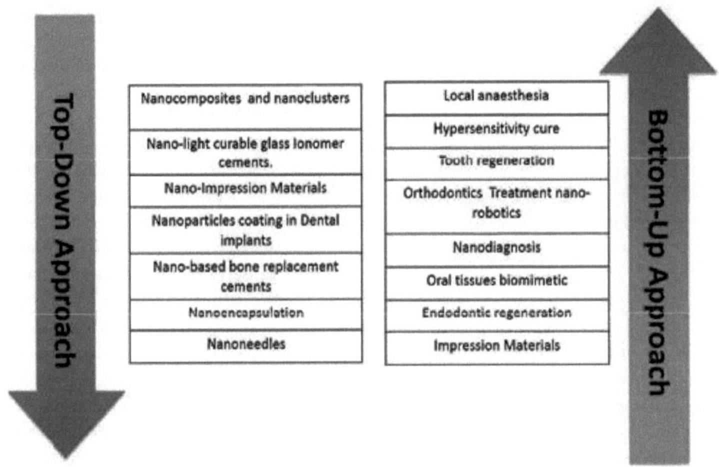

Figura 12: Abordagens inovadoras da nanotecnologia e suas aplicações na medicina dentária

d. Detifrobots

O dentifrício nanorrobótico (dentifrobots), administrado por elixir bucal ou pasta de dentes, patrulha todas as superfícies supragengivais e subgengivais pelo menos uma vez por dia, metabolizando a matéria orgânica retida em vapores inofensivos e inodoros, efectuando um desbridamento contínuo dos cálculos e identificando e destruindo as bactérias patogénicas que residem na placa bacteriana e noutros locais, permitindo simultaneamente que as 500 espécies de microflora oral inofensiva floresçam num ecossistema saudável .[128]

e. Diagnóstico do cancro

A nanotecnologia pode permitir meios menos invasivos e menos desconfortáveis de identificar e quantificar os marcadores de doença, ajudando assim no diagnóstico do cancro, na monitorização da recorrência ou metástase e na definição das localizações, tipos biológicos e comportamentos dos tumores malignos.

As diversas técnicas incluem.

- A modificação físico-química à nanoescala, ou seja, a "nanotextura" de superfícies num substrato plano ou de micro ou nanopartículas para espetrometria de massa, está presente. Foi proposta a exclusão de tamanho, a captura electiva e o consequente enriquecimento de regiões selecionadas de proteínas de baixo peso molecular de fluidos corporais e outras amostras biológicas.
- Os pontos quânticos, cristais em nanoescala, podem ser utilizados como um potencial agente de notificação. No tratamento do cancro oral, os pontos quânticos ligam-se ao anticorpo presente na superfície das células-alvo e, quando estimulados por luz UV, dão origem a espécies reactivas de oxigénio, sendo assim letais para as células-alvo.
- Bio Barcode Assay, identificar o alvo e amplificar o sinal. Uma sonda magnética captura uma molécula alvo utilizando um anticorpo monoclonal ou um oligonucleótido complementar. As nanopartículas de ouro específicas para o alvo colocam-no numa sanduíche, distinguindo assim o alvo e amplificando o sinal. Os oligonucleótidos de código de barras são libertados e detectados através do método scanométrico.
- Diz-se que os tubos e fios à escala nanométrica ajudam a monitorizar alterações locais de propriedades químicas, eléctricas ou físicas em células ou tecidos.

-Nanopartículas iodadas que foram localizadas com sucesso nos gânglios linfáticos após instilação broncoscópica e que podem ser visualizadas com precisão através da utilização de tomografia computorizada (TC).

- Os sistemas nanoelectromecânicos (NEMS) deverão permitir a monitorização do estado de saúde, da doença, da progressão e do resultado do tratamento através de meios não invasivos.
- Os biossensores utilizados para investigar processos biológicos importantes a nível celular in vivo incluem - sensores de matriz cantilever, sensores de nanotubos e nanobiossensores. As matrizes cantilever, com as suas extraordinárias capacidades de multiplexagem, podem ajudar no diagnóstico do cancro e podem ser concebidas para se ligarem a moléculas associadas ao cancro, tais como sequências de ADN, polimorfismos de nucleótidos únicos e proteínas.[128]

f. Nanotecnologia terapêutica

O acondicionamento nanotecnológico de terapêuticas permitirá a co-localização da administração de agentes terapêuticos múltiplos e complementares. Além disso, os materiais que atualmente requerem injeção poderão ser inalados ou engolidos utilizando dispositivos de administração nanométricos, melhorando assim o conforto e a adesão dos doentes. As vacinas podem ser mais cómodas, utilizando multidões de agulhas à escala micro ou nanométrica, às quais os nervos humanos são insensíveis, em vez de uma injeção dolorosa. As nanopartículas também podem permitir aumentar a quantidade de fármaco que chega às células anómalas. Possuem uma capacidade de direcionamento específico para um local combinado com um direcionamento potencialmente específico para o metabolismo. Têm também a capacidade de camuflar terapias potencialmente tóxicas. Teoricamente, a necessidade de uma menor quantidade total de agentes terapêuticos pode permitir a utilização segura de alguns fármacos que são eficazes mas que, por outro lado, apresentam perfis de toxicidade inaceitáveis. As caraterísticas à escala nanométrica podem permitir a construção e utilização práticas de dispositivos de administração de medicamentos totalmente implantáveis e controláveis .[113]

Abordagem descendente

a. Nanotecnologia para compósitos

Os esforços para melhorar o desempenho clínico dos materiais de enchimento compósitos centram-se nos seguintes tópicos principais:

- Redução da contração da polimerização. Os nanocompósitos têm uma carga de enchimento até 95% que ajuda a reduzir a contração da polimerização,
- Melhoria das propriedades mecânicas, nomeadamente da resistência ao desgaste,
- Melhoria da biocompatibilidade através da redução da eluição de componentes

As partículas de nanoenchimento podem ser de dois tipos

- Partículas nanométricas (NM) - são partículas de sílica monodispersas, não agregadas e não aglomeradas, que são tratadas com 3 metacriloxipropiltrimetoxissilano (MPTS - agente de acoplamento) para evitar qualquer aglomeração ou agregação e permitir a ligação química do material de enchimento NM à resina e à matriz durante a cura.

- As partículas de nanoclusters (NC) têm um tamanho primário de partícula de 2 a 20 nm, enquanto as partículas aglomeradas em esferóides têm uma ampla distribuição de tamanho, com um tamanho médio de 0,6 micro metros [98] .

Foram obtidas nanopartículas com um índice de refração e radiopacidade adaptados através da síntese de óxidos mistos, tais como nanopartículas de sílica e zircónia. Além disso, o gel de sol de nano e microestruturas bem concebidas pode ser utilizado para produzir revestimentos protectores e resistentes ao desgaste de dentes, ligas metálicas e cargas de vidro de composições especiais. De acordo com Tussi et al, independentemente da técnica de acabamento e polimento, os compósitos com nanocargas apresentaram a menor rugosidade superficial e desgaste pré-teste.

b. Nanotecnologia para o Cimento de Ionómero de Vidro (CIV)

O Nano Ionomer é um cimento de ionómero de vidro cuja formulação se baseia na tecnologia de nanoenchimento ligado. As propriedades mecânicas do nano-ionómero são melhoradas pela combinação de vidro de fluoroaluminossilicato, nanofi llers e clusters de nanofi llers. Os componentes de nanofi ller também melhoram algumas propriedades físicas da restauração endurecida. Apresenta também uma elevada libertação de flúor que é recarregável depois de ser exposta a uma fonte de flúor tópica. Adicionalmente, testes in vitro mostraram que o nano ionómero (Ketac N100) tem a capacidade de criar uma zona de inibição de cáries após exposição ácida .[137]

c. Melhorar a endodontia

Foi desenvolvido um novo material de obturação da extremidade radicular, o polímero retrofil reforçado com nanomateriais (NERP). Revela uma melhor força de ligação e adaptabilidade à estrutura dentária em comparação com os materiais de retropreenchimento convencionais. Estes resultados promissores são sinónimos de estudos antibacterianos e de microinfiltração dentária in vitro. Os pellets de NERP carregados com um fármaco antimicrobiano, a clorexidina, revelaram capacidades de libertação sustentada do fármaco e confirmaram que a eluição do fármaco pode ser manipulada. Em particular, os estudos de eluição do fármaco mostraram uma libertação melhorada à medida que o nível de acidez do ambiente circundante era reduzido, uma descoberta excecionalmente favorável em casos de infeção apical em que o ambiente é maioritariamente ácido.

d. Materiais de impressão

Os nanocarregadores são integrados em vinilpolissiloxanos, produzindo uma edição única de material de impressão de siloxano. O material tem um melhor fluxo, propriedades hidrofílicas melhoradas, resistência ao rasgamento e maior precisão de pormenor. A presença da nanoestrutura aumenta a fluidez do material, especialmente quando é aplicada pressão. [131]

e. Implantes de nano titânio

Nano Titanium é uma nova forma de titânio metálico que foi introduzida. Os doentes deverão experimentar tempos de cicatrização pós-operatórios mais curtos e uma integração mais fiável destes novos implantes no seu corpo. É altamente compatível com o osso e pensa-se que proporciona uma ligação mais forte, até 20 vezes mais rápida, com maior resistência, biocompatibilidade, longa duração e melhor desgaste.

f. Nano Agulhas

Foram desenvolvidas agulhas de sutura com cristais de aço inoxidável de dimensão nanométrica. Estão também a ser desenvolvidas nano pinças que tornarão possível a cirurgia celular num futuro próximo. Em geral, pode dizer-se que as caraterísticas são uma combinação das propriedades dos aços inoxidáveis austeníticos normais e dos aços ferríticos de baixa liga. Isto significa que propriedades como o módulo de elasticidade, as propriedades mecânicas e a expansão térmica são comparáveis às dos aços ferríticos (como os aços ao carbono de baixa liga ou os aços ao crómio), enquanto propriedades como a resistência à corrosão são mais comparáveis às dos aços inoxidáveis austeníticos. [129]

g. Nanofibras biodegradáveis

A bionanotecnologia, especialmente com o poderoso método de electrospinning para fabricar o andaime nanofibroso, é novamente considerada uma tecnologia promissora. A matriz sintética alinhada, juntamente com as vantagens dos polímeros sintéticos biodegradáveis, com a dimensão necessária à escala nanométrica e uma arquitetura definida que replica a estrutura vascular in vivo, pode representar um suporte ideal para a engenharia de tecidos, especialmente para a engenharia de vasos sanguíneos.

h. Pensos para feridas

Foram criados alguns produtos médicos contendo nanopartículas, nomeadamente para pensos de feridas. A biossegurança dos materiais à escala nanométrica é objeto de grande atenção, o que reforça a atenção dada aos estudos sobre os efeitos tóxicos agudos e crónicos das nanopartículas. A tecnologia de auto-montagem é uma estratégia para o nanofabrico, que exige a conceção de moléculas e entidades supramoleculares de modo a que as complementaridades de forma as levem a agregar-se na estrutura desejada, actuando assim como uma barreira reconhecida para feridas de espessura total e parcial. Este método é amplamente praticado na ciência química e na biomedicina. Descobriu-se que o penso de quitosano nano-cristalino de prata produziu um processo de cicatrização mais rápido. [131]

i. Materiais de substituição óssea

As nanopartículas de hidroxiapatite têm nanocristalitos que mostram uma microestrutura solta na qual os nanoporos estão situados entre os cristalitos. Esta estrutura material é completada por poros na área micrométrica. Podem ser encontrados valores de porosidade de cerca de 60 %. A superfície dos poros é modificada de tal forma que fica literalmente "agarrada" às proteínas. A partir da porosidade na gama nanométrica, a maioria dos materiais de substituição óssea actua principalmente como uma superfície na qual as proteínas se podem configurar. É por isso que as células o reconhecem como material do próprio corpo[131].

j. Reparação de dentes grandes / Engenharia de nanotecidos

A substituição completa da dentição refere-se à substituição de todo o dente, incluindo os componentes celulares e minerais, o que requer uma combinação de engenharia genética, engenharia de tecidos e nanotecnologia.

CAPÍTULO 7

FUTURO DA NANOTECNOLOGIA

A nanotecnologia depara-se com numerosos obstáculos que exigem uma resolução, incluindo o posicionamento e a montagem precisos de componentes à escala molecular, a produção em massa de nanorrobôs com uma boa relação custo-eficácia, a garantia da biocompatibilidade, a coordenação de actividades entre numerosos robôs independentes à escala micrométrica e a resposta a preocupações sociais como a aceitação pública, considerações éticas, quadros regulamentares e segurança humana[131] . Além disso, é necessária uma investigação mais aprofundada para avaliar os riscos que as nanopartículas e os nanomateriais representam para a saúde e o ambiente, bem como os riscos associados ao fabrico molecular e às implicações sociais[128]

Aplicações dentárias:

1) Induzir a anestesia: Após a instilação de uma suspensão coloidal contendo milhões de nanorrobôs analgésicos activos na gengiva do paciente, os nanorrobôs atingem a dentina migrando para o sulco gengival e passam sem dor através da lâmina própria. Ao chegarem à dentina, entram nos túbulos dentinários até 4 mu de profundidade e dirigem-se para a polpa guiados por uma combinação de gradiente químico sob controlo nanocomputadorizado. A entrada dos nanorrobôs da superfície do dente para a polpa ocorre em 100 s. Uma vez instalados na polpa, estabelecem controlo sobre os nervos. Em seguida, os nanorrobôs actuam de acordo com as ordens do dentista, desligando toda a sensibilidade num determinado dente que necessite de tratamento. Quando o dentista pressiona o controlo portátil, o dente selecionado é imediatamente anestesiado. Após a conclusão do procedimento, o dentista ordena aos nanorrobôs que restaurem toda a sensibilidade e a saída do dente[128] . A analgesia por nanorrobôs oferece maior conforto ao doente, reduz a ansiedade, não utiliza agulhas, é mais selectiva, permite controlar o efeito analgésico, tem uma ação rápida e completamente reversível e evita efeitos secundários e complicações .[138]

2) Reparação dentária: envolve o fabrico e a instalação de um dente de substituição biologicamente autólogo, utilizando a engenharia genética e a engenharia de tecidos, que inclui componentes minerais e celulares, ou seja, a "terapia de substituição da dentição completa" deve tornar-se viável dentro dos limites económicos e de tempo de uma visita típica ao consultório, através da utilização de uma instalação de fabrico de secretária acessível, que fabricaria o novo dente no consultório do dentista.

Chen et al. aproveitaram estes últimos desenvolvimentos na área da nanotecnologia para simular o processo natural de biomineralização para criar o tecido mais duro do corpo humano, o esmalte dentário, utilizando unidades microarquitectónicas altamente organizadas de cristais de hidroxiapatite de cálcio em forma de nano-redes, dispostas aproximadamente em paralelo umas com as outras.

2) Cura por hipersensibilidade: Trata-se de um fenómeno patológico. Os dentes hipersensíveis naturais têm uma densidade superficial de túbulos dentinários oito vezes superior e um diâmetro duas vezes maior do que os dentes nano-sensíveis. Os robôs dentários reconstrutivos que utilizam materiais biológicos nativos podem ocluir de forma selectiva e precisa túbulos específicos em poucos minutos, oferecendo uma cura rápida e permanente. Ao chegarem à dentina, os nanorrobôs entram nos orifícios dos túbulos dentinários com 1 a 4 pm de diâmetro e dirigem-se para a polpa, guiados por uma combinação de gradientes químicos, diferenciais de temperatura e até pela posição de navegação, tudo sob o controlo do nanocomputador de bordo, de acordo com as instruções do dentista. Existem muitos caminhos para os nanorrobôs viajarem da dentina para a polpa. Devido aos diferentes padrões de ramificação tubular, a densidade tubular pode representar um desafio significativo para a navegação.

Assumindo um trajeto total de cerca de 10mm desde a superfície do dente até à polpa e uma velocidade de deslocação modesta de cerca de 100pm/segundo. Os nanorrobôs podem completar o trajeto até à câmara pulpar em aproximadamente 100 s. A presença de células naturais que estão constantemente em movimento à volta e dentro dos dentes, incluindo fibroblastos gengivais e pulpares humanos, cememtoblastos, odontoblastos e bactérias dentro dos túbulos dentinários, linfócitos dentro da polpa ou da lâmina própria, sugere que esse trajeto pode ser realizado por nanorrobôs de tamanho celular com mobilidade semelhante .[139]

4) Durabilidade e aspeto dos dentes: A nanodentistry forneceu um material composto nanoestruturado, a safira, que aumenta a durabilidade e o aspeto dos dentes. As camadas superiores de esmalte são substituídas por material artificial ligado covalentemente, como a safira. Este material tem 100 a 200 vezes mais dureza e resistência à rutura do que a cerâmica. Tal como o esmalte, a safira é um pouco suscetível à corrosão ácida. A safira tem o melhor selante de branqueamento padrão, alternativa cosmética. O novo nanomaterial de restauração para aumentar a durabilidade dos dentes é o nanocompósito. Este é fabricado por nanopartículas discretas nanoaglomeradas que são homogeneamente distribuídas em resinas ou revestimentos para produzir nanocompósitos. O nanofiller inclui um pó de aluminossilicato com um tamanho médio de partícula de cerca de 80 nm e uma relação 1:4 de alumina para sílica. O nanofiller tem um índice de refração de 1,503, tem dureza superior, módulo de elasticidade, translucidez, apelo estético, excelente densidade de cor, elevado polimento e redução de 50 % da contração da obturação. São superiores aos compósitos convencionais e misturam-se muito melhor com a estrutura natural do dente.

5) Tratamento ortodôntico: O tratamento envolve geralmente um tipo de força de fricção que proporciona o movimento desejado. Os nanorrobôs ortodônticos manipulariam diretamente os tecidos do periodonto, o que permitiria um endireitamento dentário rápido e indolor, uma rotação e um reposicionamento vertical em minutos ou horas. Num estudo publicado por Katz, foi registada uma redução da fricção ao revestir o fio ortodôntico com nanopartículas inorgânicas de dissulfureto de tungsténio, conhecidas pelas suas propriedades de lubrificação a seco .[132]

6) Diagnóstico do cancro oral

a) Sistemas Nano Electromecânicos (NEMS):- Estão a ser desenvolvidos biossensores NEMS baseados em **nanotecnologia** que apresentam uma sensibilidade e especificidade requintadas para a deteção de células anormais a nível molecular. Convertem sinais (bio)químicos em sinais eléctricos .[140]

b) Oral Fluid NanoSensor Test (OFNASET):- A tecnologia Oral Fluid NanoSensor Test (OFNASET) é utilizada para a deteção multiplex de biomarcadores salivares para o cancro oral[141] . Foi demonstrado que a combinação de dois biomarcadores proteómicos salivares (tioredoxina e IL-8) e quatro biomarcadores de ARNm salivares (SAT, ODZ, IL-8 e IL-1b) pode detetar o cancro oral com elevada especificidade e sensibilidade .[142]

c) Nanobiossensor ótico:- O nanobiossensor é uma ferramenta única baseada em fibra ótica que permite a análise minimamente invasiva de componentes intracelulares (Citocromo C), que é uma proteína muito importante para o processo que produz energia celular e é bem conhecida como a proteína envolvida na apoptose, ou morte celular programada .[143]

7) Tratamento do cancro oral:

A nanotecnologia no domínio da terapêutica do cancro ofereceu ferramentas altamente específicas sob a forma de dendrímeros e nano-cascas multifuncionais. As propriedades únicas dos dendrímeros, como o seu elevado grau de ramificação, multivalência, estrutura globular e peso molecular bem definido, tornam-nos promissores na terapêutica do cancro. As nano-cascas são esferas minúsculas com camadas exteriores metálicas concebidas para produzir calor intenso através da absorção de comprimentos de onda específicos de radiações que podem ser utilizadas para a destruição selectiva de células cancerosas, deixando intactas as células normais adjacentes.

- Nanomateriais para braquiterapia: BrachySil TM fornece 32P, ensaio clínico .
- Terapia fotodinâmica: As porfirinas hidrofóbicas são moléculas potencialmente interessantes para a terapia fotodinâmica (PDT) de cancros sólidos ou doenças oculares .[144-146]

8) Higiene oral e halitose:

Os dentifrobots adequadamente configurados poderiam identificar e destruir as bactérias patogénicas que residem na placa bacteriana e noutros locais, permitindo simultaneamente que as cerca de 500 espécies de microflora oral inofensiva florescessem num ecossistema saudável. Os dentifrobots também proporcionariam uma barreira contínua à halitose, uma vez que a putrefação bacteriana é o processo metabólico central envolvido no mau odor oral [146]

9) Engenharia de tecidos periodontais: Os conceitos de engenharia de tecidos para a regeneração periodontal centram-se na utilização de suportes sintéticos para efeitos de administração de células. Os nanosistemas não biológicos de auto-montagem serão automaticamente submetidos a montagens pré-especificadas, muito em linha com os sistemas biológicos conhecidos associados a células e tecidos.

10) Nanorrobótica cirúrgica: Prevê-se que um nanorrobô cirúrgico, operado ou guiado por um dentista especialista, actue como cirurgião no local. Espera-se que esse dispositivo execute vários procedimentos, como a deteção de patologias e o diagnóstico de lesões anormais através de manipulações à escala nanométrica, coordenadas por um computador de bordo, mantendo o contacto com o cirurgião supervisor através de sinais de ultra-sons codificados.

As primeiras formas de nanocirurgia celular já estão a ser exploradas atualmente. Por exemplo: uma micropipeta de vibração rápida (100 Hz) com uma ponta de diâmetro inferior a 1 mícron foi utilizada para cortar completamente os dendritos de neurónios individuais sem prejudicar a viabilidade celular.

A axotomia de neurónios de lombrigas foi realizada por cirurgia com femtolaser, após o que os axónios se regeneraram funcionalmente. Um femtolaser actua como um par de "nano tesouras", vaporizando o tecido localmente e deixando o tecido adjacente ileso.

11) Materiais de substituição óssea: Podem ser utilizados em lesões maxilofaciais que requerem enxerto ósseo, em doentes com fendas e defeitos ósseos em cirurgias periodontais.

12) Tratamento personalizado : Os dentistas realizarão exames de rotina que incluirão a utilização de dispositivos de imagiologia de alta resolução para melhor visualizar a tomografia subsuperficial de cada dente. Os dentistas disporão de ferramentas preditivas adicionais para caraterizar as bactérias subjacentes às infecções e a natureza específica da resposta imunitária será desenvolvida, e poderão personalizar os tratamentos utilizando sistemas de administração de fármacos com nanopartículas, que visem e eliminem mais eficazmente tanto as bactérias como a infeção.

CAPÍTULO 8

DESAFIOS ENFRENTADOS PELA NANODENTÍSTICA

1. **Desafios de engenharia**

- Viabilidade da técnica de produção em massa
- Posicionamento e montagem precisos de peças à escala molecular
- Manipulação e coordenação simultânea das actividades de um grande número de robôs independentes em microescala.

2. **Desafios biológicos**

- Desenvolvimento de nanomateriais bioamigáveis que garantam a compatibilidade com todos os elementos intrincados do corpo humano.

3. **Desafios sociais**

- Ética
- Aceitação do público
- Regulamentação e segurança humana

Desafios de engenharia:

Existe um problema de viabilidade da técnica de produção em massa. Posicionamento preciso e
A montagem de peças à escala molecular é um desafio para eles. Manipular e coordenar simultaneamente as actividades de um grande número de robôs independentes à escala microscópica é uma tarefa difícil. Embora o domínio da nanorrobótica seja fundamentalmente diferente do dos macro-robôs devido às diferenças de escala e de material, existem muitas semelhanças nas técnicas de conceção e de controlo que poderão eventualmente ser projectadas e aplicadas. Graças às capacidades científicas modernas, tornou-se possível tentar criar dispositivos nanorrobóticos e ligá-los ao mundo macro para controlo. Existem inúmeras máquinas deste tipo na natureza e há uma oportunidade de as construir mais, imitando a natureza. Hoje em dia, estes nanorrobôs desempenham um papel vital no domínio da biomedicina e da medicina dentária, especialmente no tratamento do cancro. Também ajudam a remover a parte defeituosa da nossa estrutura de ADN e alguns outros tratamentos que têm a maior ajuda para salvar vidas humanas.

Desafios biológicos:

É essencial desenvolver nanomateriais biológicos e garantir a compatibilidade com todos os elementos do corpo humano. Em geral, as partículas mais pequenas são mais bioactivas e tóxicas. A sua capacidade de interação com outros sistemas vivos aumenta porque podem facilmente atravessar a pele, os pulmões e, em alguns casos, as barreiras sangue/cérebro. Uma vez dentro do corpo, podem ocorrer outras reacções bioquímicas, como a criação de radicais livres que danificam as células. Embora o corpo tenha construído defesas para as partículas naturais que encontra, o perigo da nanotecnologia é o facto de estar a introduzir um tipo de partículas inteiramente novo, que alguns especialistas acreditam que o corpo poderá considerar tóxico. Desafios sociais: O maior risco são os trabalhadores empregados por fabricantes que produzem produtos que contêm nanopartículas. O Instituto Nacional de Segurança e Saúde Ocupacional (NIOSH) refere que mais de dois milhões de americanos estão expostos a níveis elevados de nanopartículas. O NIOSH publica diretrizes de segurança e outras informações para quem trabalha na nano-indústria .[147]

Problemas para a investigação em nanotecnologias na Índia:

A produção e a aplicação de nanorrobôs na Índia podem deparar-se com os seguintes problemas: [148]

- Decisões estratégicas fracas e lentas
- Financiamento inadequado
- Falta de envolvimento de agências privadas
- Insuficiência de mão de obra qualificada e problema de retenção da mesma

CAPÍTULO 9

NANO-HAZARES

Uma vez que a nanotecnologia é uma descoberta muito recente e só agora está a ser utilizada, há questões que têm de ser abordadas. Uma vez que os efeitos a longo prazo da nanotecnologia são desconhecidos, os potenciais perigos causados pela nanotecnologia podem não se manifestar durante muitos anos. São vários os factores que determinam a quantidade de nanopartículas livres na natureza, como as suas propriedades físico-químicas, a quantidade e o tempo de exposição. Os nanomateriais libertados no ambiente podem ainda ser modificados pela temperatura, pH, diferentes condições biológicas e presença de outros poluentes. Nesta interação, os nanomateriais podem alterar a atmosfera, o solo e a água e revelar-se prejudiciais para a saúde humana e o ambiente.[149]

CONCLUSÃO

A nanodentística tem um forte potencial para revolucionar a medicina dentária no diagnóstico e tratamento de doenças. O Dr. Gregory Fahy descreveu os nanorrobôs como "organismos vivos, sistemas de nanotecnologia molecular fabulosamente complexos que existem naturalmente". A nanotecnologia irá mudar a medicina dentária, os cuidados de saúde e a vida humana de forma mais profunda do que muitos desenvolvimentos do passado. Como acontece com todas as tecnologias, as nanotecnologias têm um potencial significativo de utilização indevida e abusiva numa escala e num âmbito nunca antes vistos. Contudo, têm também potencial para trazer benefícios significativos, como a melhoria da saúde, uma melhor utilização dos recursos naturais e a redução da poluição ambiental. Os trabalhos actuais centram-se nos desenvolvimentos recentes, em especial de nanopartículas e nanotubos para a gestão periodontal, os materiais desenvolvidos a partir de nanoesferas ocas, estruturas de núcleo de concha, nanocompósitos, materiais nanoporosos e nanomembranas desempenharão um papel crescente no desenvolvimento de materiais para a indústria dentária. A nanomedicina tem de ultrapassar os desafios da sua aplicação, para melhorar a compreensão da base fisiopatológica das doenças, proporcionar oportunidades de diagnóstico mais sofisticadas e produzir terapias e propriedades preventivas mais eficazes. A tecnologia molecular está destinada a tornar-se a principal tecnologia subjacente a toda a medicina e medicina dentária do século XXI.

BIBLIOGRAFIA

1. Mohamed, Roshan & Sasalwad, Shilpa & Naik, Sathyajith & Shashibhushan, K. & Parameswarappa, Poornima & Hugar, Shivayogi. (2014). "Nanodentistry: A próxima grande coisa é pequena,". Int J Contemp Dent Med Rev.
2. Binu NS, Varghese NO, Nanodreams in dentistry .a step ahead the future. JIDA 2002;173:299.303
3. Gupta P, Shetty H. Nanotecnologia: O seu papel na dentisteria de restauração e na endodontia. J Pharm Nanotechnol. 2016;4(1):19-21.
4. Freitas RA Jr. O que é nanomedicina? Nanomed Nanotechnol Biol Med 2005;1:2-9.
5. John G. Richard Feynman: A life in science. Dutton, NY 1997;170.
6. Taniguchi N. "On the Basic Concept of 'Nano-Technology'," Proc. Intl. Conf. Prod. Eng. Tóquio, Parte II. Sociedade Japonesa de Engenharia de Precisão; 1974. p. 18-23.
7. Matthew N. O. Sadiku, Akhare, Y., Abayomi Ajayi-Majebi, & Sarhan M. Musa. (2021). Nanomateriais: Uma cartilha. *Revista Internacional de Avanços em Investigação Científica e Engenharia (IJASRE), ISSN:2454-8006*
8. Kumari S, Sarkar L. A review on nanoparticles: structure, classification, synthesis & applications. Jornal de Investigação Científica. 2021;65(8):42-6.
9. Tiwari D K, Behari J e Sen P 2008 Aplicação de nanopartículas no tratamento de águas residuais 3 417-33 World Applied Sciences Journal 3 (3): 417-433, 2008 ISSN 1818-4952
10. SalavatiNiasari, Masoud et al. "Síntese e caraterização de nanopartículas de cobre metálico por decomposição térmica". Polyhedron 27 (2008): 3514-3518.
11. S Anu Mary Ealia e M P Saravanakumar 2017 *IOP Conf. Ser.: Mater. Sci. Eng.* **263** 032019
12. Bhaviripudi S, Mile E, Steiner SA 3rd, Zare AT, Dresselhaus MS, Belcher AM, Kong J. Síntese CVD de nanotubos de carbono de parede simples a partir de catalisadores de nanopartículas de ouro. J Am Chem Soc. 2007 Feb 14;129(6):1516-7.
13. Virender K Sharma, Xingmao Ma, Eric Lichtfouse, Didier Robert. Os nanoplásticos são potencialmente mais perigosos do que os microplásticos. Environmental Chemistry Letters, 2023, 21, pp.1933 - 1936.
14. Hao YJ, Wagner JB, Su DS, Jin GQ, Guo XY. Nano-cadeias de carboneto de silício com contas através da redução carbotérmica de xerogel de sílica carbonosa. Nanotechnology. 2006 May 26;17(12):2870.
15. Zhang J, Wang X, Vikash V, et al. Dynamic light scattering: a practical guide and applications in biomedical sciences. Biophys Rev. 2012;4(4):261-73.
16. Mansouri SS, Dehghani M, Dashti MG. Aplicação de nanopartículas em odontologia: uma revisão. Res Dent Sci. 2018;15(1):58-68.
17. Pirie CG, Marques MS, McCullagh C, et al. Desenvolvimento de sistemas de nanopartículas para administração oral de medicamentos: uma revisão sistemática. Pharmaceutics. 2021;13(4):532.
18. Almela T, Almela M , Almela T. Microscopia eletrónica de varrimento: uma ferramenta fundamental na nanodentística. J Nanomater Mol Nanotechnol. 2018:7(4):1-3
19. Eliaz N. Microscopia eletrónica de varrimento correlativa e feixe de iões focalizado para o estudo de materiais e tecidos dentários. Material (Basel),2020:13(12):2840
20. Rodrigues DC, Valente ML, Salvador M, et al. A microscopia eletrónica de varrimento como ferramenta de avaliação de materiais nanoestruturados em medicina dentária: uma revisão sistémica. J Appl Oral Sci. 2021:29:e202110244
21. Pampaloni F, Ansari N, Stelzer EH. Imagens profundas de alta resolução de esferóides celulares vivos com microscopia de fluorescência baseada em folhas de luz, Cell Tissue Res. 2013:352(1):161-177
22. Bohme S, Stark HJ, Kuhnel D, Reemtsma T. Exploring LA-ICP-MS as a quantitative imaging technique to study nanoparticle uptake in Daphnia magna and zebrafish (Danio rerio) embryos. Anal Bioanal Chem. 2015 Jul;407(18):5477-85
23. Medintz IL, Uyeda HT, Goldman ER, Mattoussi H. Bioconjugados de pontos quânticos para imagiologia, rotulagem e deteção. Nat Mater. 2005 Jun;4(6):435-46. PMID: 15928695.
24. Nguyen-Tri P, Ghassemi P, Carriere P, Nanda S, Assadi AA, Nguyen DD. Recent Applications of Advanced Atomic Force Microscopy in Polymer Science: A Review. Polímeros (Basileia). 2020 maio 17;12(5):1142. PMID: 32429499

25. Chen L, Mccrate JM, Lee JC, et al. A carga superficial das nanopartículas de ouro medeia o mecanismo de toxicidade. Nanoscale. 2014;6(17):9027-9034.
26. Chen X, Mao SS. Nanomateriais de dióxido de titânio: síntese, propriedades, modificações e aplicações. Chem Rev. 2007 Jul;107(7):2891-959. Epub 2007 Jun 23. PMID: 17590053..
27. Patravale V, Dandekar P, Jain R. Nanoparticulate systems as drug carriers: the need. Nanoparticulate Drug Delivery. 2012:1-28. Epub 2014 Mar 27. PMCID: PMC7152047.
28. Reverchon E, Adami R. Nanomaterials and supercritical fl uids. J Supercrit Fluids. 2006;37:1-22.
29. Rolland JP, Maynor BW, Euliss LE, Exner AE, Denison GM, DeSimone JM. Diret fabrication and harvesting of monodisperse, shape-specific nanobiomaterials. J Am Chem Soc. 2005 Jul 20;127(28):10096-100.
30. Martin TM, Bandi N, Shulz R, Roberts CB, Kompella UB. Preparação de micropartículas de budesonida e budesonida-PLA utilizando a tecnologia de precipitação de fluido supercrítico. AAPS PharmSciTech. 2002;3(3):E18.
31. Ravi Kumar MN, Bakowsky U, Lehr CM. Preparação e caraterização de nanoesferas catiónicas de PLGA como transportadores de ADN. Biomaterials. 2004 May;25(10):1771-7.
32. Li YP, Pei YY, Zhou ZH, Zhang XY, Gu ZH, Ding J, Zhou JJ. Gao, XJ, PEGylated polycyanoacrylate nanoparticles as tumor necrosis fator-[alpha] carriers. J Control Release.2001;71:287-96.
33. Zambaux M, Bonneaux F, Gref R, Maincent P, Dellacherie E, Alonso M, Labrude P, Vigneron C. Influência dos parâmetros experimentais nas caraterísticas das nanopartículas de poli(ácido lático) preparadas pelo método de dupla emulsão. J Control Release. 1998;50:31-40.
34. Bodmeier R, Chen H. Indomethacin polymeric nanosuspensions prepared by microfluidization. J Control Release. 1990;12:223-33.
35. Koosha F, Muller RH, Davis SS, Davies MC. A estrutura química da superfície das micropartículas de poli (hidroxibutirato) produzidas pelo processo de evaporação de solventes. J Control Release.1989;9:149-57.
36. Niwa T, Takeuchi H, Hino T, Kunou N, Kawashima Y. Preparação de nanopartículas biodegradáveis de fármacos solúveis e insolúveis em água com copolímero de D, Llactide/glicolida através de um novo método de difusão espontânea de solvente emulsionante e do comportamento de libertação do fármaco. J Control Release. 1993;25:89-98.
37. Vandervoort J, Ludwig A. Estabilizadores biodegradáveis na preparação de nano partículas de PLGA: um estudo de conceção fatorial. Int J Pharm. 2002;238:77-92.
38. Couvreur P, Dubernet C, Puisieux F. Controlled drug delivery with Nano particles: current possibilities and future trends. Eur J Pharm Biopharm. 1995;41:2-13.2 Tipos de nanopartículas, classificação, caraterização, métodos de fabrico... 89
39. Jung T, Kamm W, Breitenbach A, Kaiserling E, Xiao JK, Kissel T. Biodegradable nanoparticles for oral delivery of peptides: is there a role for polymer to affect mucosal uptake? Eur J Pharm Biopharm. 2000;50:147-60.
40. Takeuchi H, Yamamoto Y. Sistema nanoparticulado mucoadesivo para administração de fármacos peptídicos. Adv Drug Del Rev. 2001;47:39-54.
41. Vargas A, Pegaz B, Devefve E, Konan-Kouakou Y, Lange N, Ballini JP. Melhoria da atividade fotodinâmica da porfirina carregada em nano partículas: uma avaliação in vivo utilizando embriões de pinto. Int J Pharm. 2004;286:131-45.
42. Fessi H, Puisieux F, Devissaguet JP, Ammoury N, Benita S. Nano capsule formation by interfacial deposition following solvent displacement (Formação de nanocápsulas por deposição interfacial após deslocação do solvente). Int J Pharm. 1989;55:R1-4.
43. Calvo P, Remunan-Lopez C, Vila-Jato JL, Alonso MJ. Nanopartículas de copolímeros em bloco de quitosano e quitosano/óxido de etileno/óxido de propileno como novos transportadores de proteínas e vacinas. Pharm Res. 1997;14:1431-6.
44. Puglisi G, Fresta M, Giammona G, Ventura CA. Influência das condições de preparação na formação de nanocápsulas de poli(etilcianoacrilato). Int J Pharm. 1995;125:283-7.
45. Jung J, Perrut M. Particle design using supercritical fluids: literature and patent survey. J Supercrit Fluids. 2001;20:179-219.

46. Sun Y, Mezian M, Pathak P, Qu L. Nanopartículas poliméricas de expansão rápida de solução de fluido supercrítico. Chemistry. 2005;11:1366-73.
47. Basmi G B *et al* 2000 Effect of particle size, chemical mechanical poishing slurries for enhanced polishing with minimal defects *J. Electrochem. Soc.* ***147*** 3523-8
48. Ilie F 2012 Modelos de movimento, colisão e fricção de nanopartículas no polimento químico-mecânico *J. Nanopart. Res.* ***14*** 752
49. Shin C H *et al* 2009 Alinhamento de nanopartículas individuais por indentação por microscopia de força atómica *Appl. Phys. Lett.* ***94*** 163107
50. Daeinabi K e Korayem M H 2011 Análise da indentação de nanopartículas utilizando modelos de mecânica de nanocontacto durante a nanomanipulação com base na microscopia de força atómica *J. Nanoparticle Res.* ***13*** 1075-91
51. Feynman R P 1959 There's plenty of room at the bottom *Talk in American Physical Society Meeting (Pasadena, CA)* (Pasadena, CA: California Institute of Technology)
52. Keesom W H 1912 On the deduction of the equation of state from Boltzmann's entropy principle' *KNAW Proc.* ***15*** 240-56
53. Davies, Mansel. "Peter Joseph Wilhelm Debye. 1884-1966." *Biographical Memoirs of Fellows of the Royal Society*, vol. 16, 1970, pp. 175-232. *JSTOR*, 769588. Acedido em 13 de maio de 2024.
54. London F 1937 A teoria geral das forças moleculares *Trans. Faraday Soc.* ***33*** 8b-26
55. Israelachvili J N 2011 *Intermolecular and Surface Forces* 3rd edn (Salt Lake City, UT: Academic)
56. Derjaguin B V 1934 Atrito e adesão: IV. A teoria da adesão de pequenas partículas *Kolloid Z.* ***6*** 155-64
57. Dzyaloshinskii I E, Lifshitz E M e Pitaevskii L P 1961 Teoria geral das forças de van der waals *Phys.-Usp.* ***4*** 153-76
58. Helmholtz H 1853 Ueber einige Gesetze der Vertheilung elektrischer Strome in k'orperlichen Leitern mit Anwendung auf die thierisch-elektrischen Versuche *Ann. Phys.* **165** 211-33
59. Myers D 1999 *Surfaces, Interfaces, and Colloids* (New York:Wiley-Vch)
60. Gouy G 1910 Constituição da carga eléctrica à superfície de um eletrólito *J. Phys.* **9** 457-67
61. Chapman D L 1913 LI. Uma contribuição para a teoria da electrocapilaridade *Phil. Mag.* **25** 475-81
62. Stern O 1924 A teoria da dupla camada electrolítica *Z.Elektrochem.* **30** 508-16
63. http://web.nmsu.edu/snsm/classes/chem435/Lab14/double layer.html
64. Debye P e H'uckel E 1923 De la theorie des electrolytes! Abaixamento do ponto de congelação e fenómenos associados *Phys. Z.* **24** 185-206
65. Ruths M e Israelachvili J N 2008 *Surface Forces and Nanorheology of Molecularly Thin Films: Nanotribology And Nanomechanics* (Berlim: Springer) pp 417-515
66. Haines W B 1925 Studies in the physical properties of soils: Uma nota sobre a coesão desenvolvida por forças capilares num solo ideal *J. Agric. Sci.* **15** 529-35
67. Fisher R A 1926 On the capillary forces in an ideal soil; correction of formulae given by WB Haines *J. Agric. Sci.* **16** 492-505
68. Kralchevsky P A e Denkov N D 2001 Forças capilares e estruturação em camadas de partículas coloidais *Curr. Opin. Colloid Interfce Sci.* **6** 383-401
69. Butt H J e Kappl M 2009 Forças capilares normais *Adv. Colloid Interf. Sci.* **146** 4860
70. Denkov N D *et al* 1993 Cristalização bidimensional *Natureza* **361** 26
71. Kralchevsky P A e Nagayama K 2000 Interações capilares entre partículas ligadas a interfaces, filmes líquidos e biomembranas *Adv. Colloid Interface Sci.* **85** 145-92
72. Orr F M, Scriven L E e Rivas A P 1975 Anéis pendulares entre sólidos: propriedades do menisco e força capilar. *J. Fluid Mech.* **67** 723-42
73. Visser J 1989 Van der Waals e outras forças de coesão que afectam a fluidização do pó *Powder Technol.* **58** 1-10
74. Richefeu V, El Youssoufi M S e Radjai F 2006 Propriedades de resistência ao cisalhamento de materiais granulares húmidos *Phys. Rev.* E **73** 051304
75. Kohonen M M *et al* 2004 Sobre pontes capilares em materiais granulares húmidos *Physica* A **339** 7-15

76. Zhao Y P 2003 Stiction and anti-stiction in MEMS and NEMS *Ata Mech. Sin.* **19** 110
77. Kralchevsky P A e Nagayama K 1994 Forças capilares entre partículas coloidais *Langmuir* **10** 23-36
78. Whitesides G M e Grzybowski B 2002 Self-assembly at all scales *Science* **295** 2418-21
79. Israelachvili J e Gourdon D 2001 Colocar os líquidos sob confinamento à escala molecular *Ciência* **292** 867-8
80. Marcelja S e Radic N 1976 Repulsão de interfaces devido à água de fronteira *Chem. Phys. Lett.* **42** 129-30
81. Derjaguin B e Landau L 1941 Teoria da estabilidade de sólidos liofóbicos fortemente carregados e da adesão de partículas fortemente carregadas em soluções de electrólitos *Ata Phys. Chim. URSS* **14** 633
82. Verwey E J W e Overbeek J Th G 1948Theory *of the Stability of Lyophobic Colloids* (Amesterdão: Elsevier)
83. Missana T e Adell A 2000 On the applicability of DLVO theory to the prediction of clay colloids stability *J. Colloid Interface Sci.* **230** 150-6
84. Ninham B W 1999 Sobre o progresso das forças desde a teoria DLVO *Adv. Colloid Interface Sci.* **83** 1-17
85. Hermansson M 1999 A teoria DLVO na adesão microbiana *Colloids Surf.* B **14** 105-19
86. Brant J, Lecoanet H e Wiesner M R 2005 Caraterísticas de agregação e deposição de nanopartículas de fulereno em sistemas aquosos *J. Nanopart. Res.* **7** 54553
87. Hoek E e Agarwal G K 2006 Interações DLVO alargadas entre partículas esféricas e superfícies rugosas *J. Colloid Interface Sci.* **298** 50-8
88. Ducker W A, Senden T J e Pashley R M 1991 Medição direta de forças coloidais utilizando um microscópio de força atómica *Nature* **353** 239-41
89. Crocker J C e Grier D G 1994 Medição microscópica do potencial de interação de pares de um coloide estabilizado por carga *Phys. Rev. Lett.* **73** 352-5
90. Adler J J, Rabinovich Y I e Moudgil B M 2001 Origins of the non-DLVO force between glass surfaces in aqueous solution *J. Colloid Interface Sci.* **237** 249-58
91. Hertz H 1881 Sobre o contacto de sólidos elásticos *J. Reine Angew. Math.* **92** 156-71
92. Johnson K L, Kendall K e Roberts A D 1971 Surface energy and the contact of elastic solids *Proc. R. Soc. Lond. A* **324** 301-13
93. Derjaguin, B V, Muller V M e Toporov Y P 1975 Effect of contact deformations on the adhesion of particles *J. Colloid Interface Sci.* **53** 314-25
94. Tabor D 1977 Forças de superfície e interações de superfície *J. Colloid Interface Sci.* **58** 2-13
95. Maugis D 1992 Adhesion of spheres, The JKR-DMT transition using a Dugdale model *J. Colloid Interface Sci.* **150** 243-69
96. Carpick R W, Ogletree D F e Salmeron M 1999 A general equation for fitting contact area and friction versus load measurements *J. Colloid Interface Sci.* **211** 395400
97. Maugis D e Pollock H M 1984 Forças de superfície, deformação e aderência em microcontactos metálicos *Ata Metall.* **32** 1323-34
98. Luan B e Robbins M O 2005 The breakdown of continuum models for mechanical contacts *Nature* **435** 929-32
99. Miesbauer O, G'otzinger M e Peukert W 2003 Simulações de dinâmica molecular do contacto entre dois nanocristais de NaCl: adesão, salto para o contacto e indentação *Nanotecnologia* **14** 371
100. Cheng S e Robbins M O 2010 Definição de contacto à escala atómica *Tribol. Lett.* **39** 329-48
101. Valiev R 2002 Vantagem dos nanomateriais *Natureza* **419** 887-9
102. Steinitz R 1943 O aparelho de ensaio de microdureza - uma nova ferramenta na metalurgia do pó *Met. Ligas*
17 1183-7
103. Xuan Y e Li Q 2000 Melhoria da transferência de calor de nanofluidos *Int. J. Heat Fluid Flow* **21** 58-64
104. Eastman J A *et al* 2001 Aumento anómalo das condutividades térmicas efectivas dos nanofluidos à base de etilenoglicol contendo nanopartículas de cobre *Appl. Phys. Lett.* **78** 718-20
105. Mayer, K. A., Love, J. D., Schulthess, T. A., Marohn, J. A., Hawker, C. J., & Schwartz, D. A. (2007).

Ótica de nanopartículas: The Importance of Radiative Dipole Coupling in TwoDimensional Nanoparticle Arrays (A Importância do Acoplamento Radiativo de Dipolo em Matrizes de Nanopartículas Bidimensionais). Advanced Functional Materials, 17(17), 2670-2678. Schmid, G. (Ed.). (2012). Nanopartículas: From Theory to Application. Wiley-VCH.
106. Maier, S. A. (2007). Plasmónica: Fundamentals and Applications. Springer.
107. Gaponenko, S. V. (2009). Introdução à Nanofotónica. Cambridge University Press.
108. Antezza, M., Novotny, L., & De Wilde, Y. (2014). Plasmónica: Principles and Applications. Springer
109. Bhavikatti S. K., Bhardwaj S., Prabhuji M.L.V, (2014) Aplicações actuais da nanotecnologia em medicina dentária: uma revisão. *Medicina Dentária Geral*, 72-77.
110. Abou Neel E. A., Laurent Bozec, Roman A. Perez, Hae-Won Kim, Jonathan C. Knowles (2015) Nanotecnologia em odontologia: prevenção, diagnóstico e terapia. *Jornal Internacional de Nanomedicina*, 10, 6371-6394
111. Touhami A., (2014) Biosensors and nanobiosensors: design and application. *Nanomedicina*, 374-400.
112. Raval C., Vyas K., Gandhi U., Patel B., Patel P., (2016) Nanotecnologia em odontologia: uma revisão. *Jornal de Investigação Avançada em Ciências Médicas e Dentárias*, 4 (3), 51.
113. Danelon M., Pessan J.P., Neto F.N.S., de Camargo E.R., Delbem A.C.B., (2015) Efeito do creme dental com trimetafosfato nanométrico na cárie dentária: estudo in situ. *Journal of Dentistry* 43 (7), 806-813.
114. Ebadifar A., Nomani M., Fatemi S.A., (2017). Efeito da pasta de dentes de nanohidroxiapatita na microdureza de lesões cariosas artificiais criadas em dentes extraídos. *Jornal de Pesquisas Odontológicas, Clínicas Odontológicas, Perspectivas Odontológicas*, 11 (1), 14-17.
115. Xie X., Wang L., Xing D., Arola D.D., Weir M.D., Bai Y., et al, (2016) Funções repelentes de proteínas e antibacterianas de um nanocompósito recarregável de fosfato de cálcio. *Jornal de Medicina Dentária*, 52, 15-22.
116. Jaison Jeevanandam, Ahmed Barhoum, Yen S. Chan, Alain Dufresne, Micheal K. Danquah, (2018) Revisão sobre nanopartículas e materiais nanoestruturados: história, fontes, toxicidade e regulamentos. *Revista Beilstein de Nanotecnologia*, 9, 1050-1074.
117. Hannig M., Hannig C., (2012) Nanotecnologia e o seu papel na terapia da cárie. *Avanços na Investigação Dentária*, 24 (2), 53-57.
118. Chandki R., Kala M., Kumar K.N., et al., (2012) Nanodentistry: exploring the beauty of miniature. *Jornal de Medicina Dentária Clínica e Experimental*, 4 (2), 119-124
119. Totu E.E., Nechifor A.C., Nechifor G., Aboul-Enein H.Y., Cristache C.M., (2017) Poli (metacrilato de metilo) com inclusão de nanopartículas de TiO 2 para fabrico de próteses completas estereolitográficas - o futuro nos cuidados dentários para pacientes idosos desdentados? *Revista de Odontologia*, 59, 68-77.
120. Govind Shashirekha, Amit Jena, Satyajit Mohapatra, (2017) Nanotecnologia em odontologia: aplicações clínicas, benefícios e perigos. Copêndio de Educação Continuada em Odontologia, 38 (5).
121. Sadat-Shojai M., Atai M., Nodehi A., Khanlar L.N., (2010) Nanobastões de hidroxiapatite como novas cargas para melhorar as propriedades dos adesivos dentários: Síntese e aplicação. *Dental Materials*, 26 (5), 471-482.
122. Utneja S., Nawal R.R., Talwar S., Verma M., (2015) Perspectivas actuais da tecnologia biocerâmica em endodontia: cimento de mistura enriquecido com cálcio; revisão da sua composição, propriedades e aplicações. *Dentisteria Restauradora Endodontia*, 40 (1), 1-13.
123. Lee D.K., Kim S.V., Limansubroto A.N., Yen A., Soundia A., et al, (2015) Biomateriais compósitos de nanodiamante-guta percha para terapia de canais radiculares. *ACS Nano*, 9 (11), 11490-11501.
124. Zhang L., Weir M.D., Hack G., Fouad A.F., Xu H.H., (2015) Adesivo dentário recarregável com nanopartículas de fosfato de cálcio para libertação de iões a longo prazo. *Journal of Dentistry*, 43 (12), 1587-1595.
125. Pradeepkumar Y., Panishankar K., Saraswathi P., Saravanan A., (2012) Investigação atual em Nano periodontia. *SRM Journal of Research in Dental Sciences*, 3 (1), 46.
126. Cheng Z., Guo C., Dong W., He F.M., Zhao S.F., Yang G.L., (2012) Efeito do revestimento fino de nano-hidroxiapatite na osseointegração de implantes em ratas ovariectomizadas. *Cirurgia Oral, Medicina Oral, Patologia Oral, Radiologia Oral*, 113 (3), 48-53.

127. Freitas R.A. Nanodent. J. Am. Dent. Assoc. 2000;131(3):1559-1566.
128. Shetty NJ, Swati P. David K Nanorobots: O futuro da medicina dentária. The Saudi Dental Journal2013; 25: 49-52. 91.
129. Nagpal Archana, Kaur Jasjit, Sharma Shuchita, Bansal Aarti, Sachdev Priyanka. Nanotecnologia - a era da medicina dentária molecular. Indian J. Dent. Sci. December 2011;3(5).
130. Kumar S.R., Vijayalakshmi R. Nanotecnologia em medicina dentária. Indian J. Dent. Res. 2006;17:62-69.
131. Muhlen AZ, Muhlen EZ, Niehus H, Mehnert W. Estudos de microscopia de força atómica de nanopartículas lipídicas sólidas. Pharm Res. 1996;13:1411-6
132. Abhilash M. Potential applications of Nanoparticles (Aplicações potenciais das nanopartículas). Jornal Internacional de Ciências Farmacêuticas e Biológicas. 2010; 1(1): 1-10.
133. C. Buzea, I. Blandino, K. Robbie, Biointerphases, 2007, 4, 17-172.
134. Wang J, Hartmann FK, Fedorov R. Can man-made nanomachines compete with nature biomotors. ACS Nano 2011; 3(1): 4-9.
135. R.B.Durairaj1, Shanker.J2, e Dr.M.Sivasankar; Nano Robots In Bio Medical Application;2012
136. SNEHA SUNDAR RAJAN , SHASHI RASHMI ACHARYA E VIDYA SARASWATHI; NANODENTISTRY; Indian J.Sci.Res. 4(2) : 233-238, 2013
137. Estafan DJ. Técnicas invasivas e não-invasivas de analgesia dentária. Gen Dent; 46(6); 600-601
138. Sumikawa D.A., Marshall G.W., Gee L., et al. Microestrutura da dentina de dentes primários Paediatric Dentistry 1999; 21(7);439 - 44.
139. Li Y, Denny P, Ho CM. O chip MEMS/NEMS de fluido oral (OFMNC): Diagnostic and Translational Applications. Adv Dent Res 2005; 18(1): 3-5.
140. Gau V, Wong D. Teste de nanosensor de fluido oral (OFNASET) com plataforma avançada de análise molecular baseada em eletroquímica. Ann NY Acad Sci 2007; 1098: 40110.
141. Song JM, Kasili PM, Griffin GD, Vo-Dinh T. Deteção do citocromo C numa única célula utilizando um nanobiossensor ótico. Anal Chem 2004; 76(9): 2591-4.
142. O tumor torna-se seletivo com nanopartículas: Nan Today. 2007;2(5):35.
143. Mubben e Singh A. Nanotecnologia no domínio da medicina oral e do diagnóstico - uma revisão. Indian dentist research and review. 2010; 5: 41-43.
144. Saravana RK, Vijayalaksmi R . Nanotecnologia em medicina dentária. Ind J Dent Res 2006; 17(2)
145. Cavalcanti A. Automação de montagem com nanorrobôs evolutivos com controle baseado em censura aplicado à nanomedicina. IEEE transactions on nanotechnology. 2003; 2(2): 82-87
146. Bumb SS, Bhaskar DJ, Punia H. Nanorobots & challenges; faced by nanodentistry. Geral. setembro de 2013
147. Bharath N, Gayathri G.V., D.S. Mehta. Nanorobotics in Dentistry- The Present Status And Future Perspective (Nanorobótica em Odontologia - Situação atual e perspetiva futura). Jornal de Prática e Investigação Dentária. 2013:1; (2); 41-47.

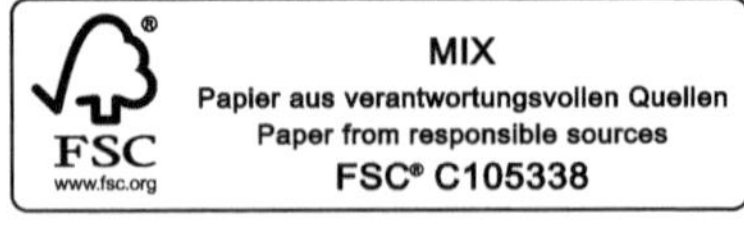

Printed by Books on Demand GmbH, Norderstedt / Germany